Nutrition et RÉTABLISSEMENT :

GUIDE À L'INTENTION DES PROFESSIONNELS POUR UNE ALIMENTATION SAINE AU COURS DU RÉTABLISSEMENT D'UNE TOXICOMANIE

Trish Dekker, M.ED., Dt. P.

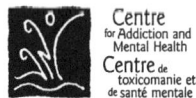

Centre for Addiction and Mental Health
Centre de toxicomanie et de santé mentale

Centre de santé mentale de la rue Queen
Fondation de la recherche sur la toxicomanie
Institut Donwood
Institut psychiatrique Clarke

Un Centre d'excellence de l'Organisation mondiale de la santé

Nutrition et rétablissement :

Guide à l'intention des professionnels pour une alimentation saine
au cours du rétablissement d'une toxicomanie

ISBN 0-88868-371-5

IMPRIMÉ AU CANADA

Pour tout renseignement sur d'autres produits du Centre de toxicomanie
et de santé mentale et pour passer une commande, veuillez contacter le :

Service du marketing et des ventes
Centre de toxicomanie et de santé mentale
33, rue Russell
Toronto (Ontario) M5S 2S1
Canada

Tél. : 1-800-661-1111 ou (416) 595-6059 à Toronto
Courriel : marketing@camh.net
Site Web : www.camh.net

REMERCIEMENTS

Merci à :

John Dekker, qui m'a encouragée à faire part de mon expérience en nutrition dans le contexte de la toxicomanie ;

Dr Patrick Smith, qui a piloté ce projet parce qu'il comprend l'importance de diffuser des renseignements sur la nutrition à l'intention des toxicomanes ;

Isabela Herrmann, qui a contribué à élaborer la notion des « modules de nutrition » et Rhonda Mauricette, conceptrice de produit, qui a coordonné le projet.

Evelyne Barthès McDonald, Christine Harris, Stephanie Katchmar, Mara Korkola et Sue McClusky pour la conception graphique, la rédaction, la photographie, la production et la traduction de ce manuel.

Je tiens également à remercier mes clients qui, au fil des ans, m'ont motivée à me documenter toujours un peu plus sur la nutrition pendant leur rétablissement.

AVANT-PROPOS

Au sujet du Guide

Le présent guide est le fruit de mes 15 années d'expérience comme diététiste-nutritionniste dans le domaine de la toxicomanie. Tout au long de ma carrière, j'ai répondu à une foule de questions sur les aliments, la nutrition et les suppléments alimentaires utiles aux personnes en rétablissement. Le Guide expose différents aspects du rétablissement d'une toxicomanie et a pour but d'aider les personnes qui se rétablissent à prendre leur santé en main en modifiant leurs habitudes alimentaires et, par le fait même, à faciliter leur guérison physique et psychologique.

Le présent guide s'inspire d'un programme de nutrition de l'Institut Donwood (une division du Centre de toxicomanie et de santé mentale) destiné aux clients qui entreprennent un programme de traitement de l'alcoolisme et de la toxicomanie fondé sur l'abstinence. Cependant, il peut être adapté à une variété de modalités de traitement. Chaque module présente des renseignements à jour sur les moyens de faciliter le rétablissement des personnes alcooliques et toxicomanes.

À qui le Guide est-il destiné ?

Les professionnels de la santé qui travaillent dans un établissement de traitement de la toxicomanie peuvent se servir du Guide pour aider leurs clients à se rétablir. Cependant, le Guide a été conçu spécialement pour les établissements qui disposent des services réguliers d'un diététiste professionnel.

Les personnes en rétablissement admises dans un établissement de traitement de la toxicomanie se situent à différentes étapes du changement. Nombre d'entre elles, voire la plupart, ignorent le rôle que peut jouer la nutrition dans leur rétablissement, mais elles finissent par s'en rendre compte à mesure qu'elles adoptent un mode de vie sain. Pour les encourager à se rétablir et à améliorer leur santé, les modules abordent certaines de leurs principales préoccupations.

Comment consulter le Guide

Le présent guide contient des renseignements alimentaires de base. Il est destiné aux professionnels qui travaillent auprès de personnes qui se rétablissent d'une toxicomanie, et s'appuie sur le modèle des « étapes du changement ». Modulaire, il peut représenter le point de départ d'un programme adapté aux besoins particuliers des clients.

Le Guide se compose de deux modules préliminaires de base ainsi que de 11 modules facultatifs traitant de sujets précis. Il devrait être utilisé de préférence dans le contexte d'un groupe de discussion comptant six à 14 participants, qui sont invités à s'abstenir de consommer de l'alcool et des drogues pendant les séances.

Chaque module comprend trois éléments :

1. des renseignements de base à l'usage de l'animateur ;

2. des plans de leçons pour les discussions en groupe ;

3. des documents à distribuer aux participants.

Les renseignements de base sont fondés sur les résultats de recherches récentes en nutrition ; il faut les consulter pour atteindre les objectifs énoncés dans le plan de leçon. Les documents à distribuer visent à susciter un débat et à proposer aux clients des techniques qui leur permettront de mieux se rétablir. L'annexe contient une liste de ressources supplémentaires.

Les clients en rétablissement devraient contribuer à la sélection des modules qui leur conviennent le mieux afin de pouvoir combler leurs besoins alimentaires particuliers. Comme il faudrait environ 20 heures de séances collectives pour passer en revue l'ensemble du guide, il importe d'adapter ce dernier aux besoins des clients.

REMARQUES :

Tout au long de ce manuel, on entend par « déjeuner », repas du matin, par « dîner », repas de midi, et par « souper », repas du soir.

Les termes de genre masculin utilisés pour désigner des personnes englobent à la fois les femmes et les hommes. L'usage exclusif du masculin ne vise qu'à alléger le texte.

Table des matières

LISTE DES DOCUMENTS À DISTRIBUER

Introduction à la nutrition et au rétablissement
Questions courantes des clients sur la nutrition et le rétablissement
Boissons

Bien manger pour mieux se porter
Bien manger pour mieux se porter
Le déjeuner : pour alimenter votre métabolisme
Guide alimentaire canadien pour manger sainement
L'alcool dans les aliments

La toxicomanie et le système digestif
Pas de documents à distribuer pour ce module.

Les aliments et l'humeur
Quoi manger pour améliorer sa vivacité et sa concentration
Quoi manger pour se calmer et se détendre
Exemple de menu visant à tirer le plus grand profit des neurotransmetteurs
Conseils alimentaires pour régulariser l'humeur pendant le rétablissement
     d'une toxicomanie

Les graisses alimentaires et la santé
Mythes concernant les matières grasses
Comment repérer les matières grasses dans les aliments : tableau d'information
     nutritionnelle
Conseils pour réduire sa consommation de matières grasses
Les matières grasses à choisir... et à éviter

Le rôle des fibres dans le rétablissement
Tableau des principaux éléments nutritifs
Compteur de fibres
Le rôle des fibres dans le rétablissement
Comment repérer les fibres dans les aliments : le tableau d'information
     nutritionnelle
Comment manger davantage de fibres

1 Introduction

ALIMENTATION ET TOXICOMANIE

La toxicomanie nuit sérieusement à l'état nutritionnel. Souvent, les drogues modifient les habitudes de consommation et l'appétit, et causent des carences et de la malnutrition. Plus la toxicomanie s'aggrave, moins l'organisme est en mesure de se désintoxiquer. Les vomissements, la diarrhée et d'autres problèmes digestifs qui l'accompagnent causent la perte d'éléments nutritifs. Pour se désintoxiquer, l'organisme a besoin des éléments nutritifs qu'il a mis en réserve ou qui proviennent des aliments. Même avec un régime équilibré, les toxicomanes absorbent moins d'éléments nutritifs, puisqu'une bonne partie sert à éliminer les drogues et l'alcool de l'organisme.

La toxicomanie entraîne souvent un bouleversement des habitudes alimentaires. Ainsi, les clients ont tendance à sauter des repas et à faire de mauvais choix alimentaires. Selon eux, un régime équilibré, la valeur nutritionnelle des aliments et leur santé sont sans importance quand ils prennent des drogues. Ils cherchent plutôt à amplifier les effets des drogues en sautant des repas. À long terme, de telles habitudes alimentaires peuvent aboutir à la malnutrition.

La malnutrition se manifeste de différentes façons. Elle peut commencer par une fatigue que l'abstinence ne vient pas résorber. Elle peut aussi nuire au système immunitaire et rendre l'organisme plus vulnérable aux infections. Parmi les autres symptômes, on relève des problèmes dentaires et digestifs, des troubles de la peau comme le psoriasis et l'eczéma et une altération du goût. La toxicomanie peut également causer l'encéphalopathie de Gayet-Wernicke (une forme de démence), la neuropathie périphérique (une affection du système nerveux), des troubles hépatiques, des changements cardiovasculaires, la pancréatite, un risque accru de plusieurs formes de cancer ainsi qu'une perte de concentration et de mémoire.

Les clients en rétablissement devraient subir une évaluation nutritionnelle de la part d'un diététiste. Cependant, ceux qui souffrent de malnutrition ont besoin d'une aide spécialisée qui échappe à la portée du présent guide, notamment pour la planification des repas et la supervision.

ALIMENTATION ET RÉTABLISSEMENT

Pendant les trois à 12 mois qui suivent l'arrêt ou la diminution de la consommation de drogues, les besoins nutritionnels de la personne en rétablissement sont supérieurs à ceux d'un adulte moyen. L'éducation nutritionnelle peut constituer la première étape du processus de rétablissement, car elle permet de donner aux clients des indications fiables et précises sur les choses à faire pour se sentir mieux. Les données actuelles sur la toxicomanie démontrent qu'une bonne alimentation compte parmi les facteurs essentiels du rétablissement. Il importe de faire comprendre aux clients que leur alimentation aura une répercussion directe sur leur envie de prendre des drogues. Cette réalité pourrait les inciter fortement à adopter de bonnes habitudes alimentaires, tant pour se rétablir des effets des drogues que pour assurer la réussite des traitements.

L'alimentation touche toutes les dimensions de la santé : sociale, affective, spirituelle et physique. Une personne en rétablissement qui se sent mal ou qui a peine à se concentrer perd un temps précieux, et la réussite de son rétablissement est ainsi menacée. Bien des clients se soucient beaucoup de leurs malaises et se demandent comment ils parviendront à atteindre leurs objectifs de traitement si leur état empire jour après jour. C'est pourquoi il pourrait être très utile pour leur traitement de recevoir des conseils et d'apprendre des techniques de base qui les aident à stimuler leur appétit et à composer avec leur sensation de fatigue.

On retrouve plus de cas d'obésité, de problèmes cardiaques, de cancer, d'ostéoporose et de diabète chez les toxicomanes que dans l'ensemble de la population. Ces maladies résultent souvent des effets toxiques des drogues sur l'organisme. Ainsi, l'alcool est toxique pour le cœur et, à forte dose, il augmente considérablement l'incidence des maladies cardiovasculaires, et la cocaïne cause des dommages cardiaques directs. Les clients en rétablissement courent un risque accru de maladie cardiovasculaire, de cancer, de maladie du foie et de déséquilibres hormonaux en raison d'une altération du métabolisme des glucides et des matières grasses ainsi que des dommages cellulaires causés par leur dépendance à l'alcool ou aux autres drogues. Pourtant, bien des clients ne savent pas quels changements apporter à leur alimentation pour améliorer leur santé, comme manger moins de matières grasses et plus d'aliments à haute valeur nutritive.

FACTEURS QUE DOIVENT ENVISAGER LES PERSONNES QUI SE RÉTABLISSENT D'UNE TOXICOMANIE

La toxicomanie a des effets néfastes sur l'ensemble de l'organisme, y compris les systèmes cardiovasculaire, nerveux, digestif, endocrinien, hépatique et musculosquelettique. Les changements qu'elle entraîne au plan de l'appétit, de l'apport alimentaire et des besoins en éléments nutritifs peuvent exacerber ces effets. Le degré et le type de malnutrition constatés chez les toxicomanes reposent sur plusieurs facteurs :

• évolution chronique de la toxicomanie

• situation socioéconomique

- affections sous-jacentes

- troubles concomitants (troubles de l'alimentation, boulimie, dépression, angoisse)

- utilisation accrue d'éléments nutritifs pour éliminer l'alcool et les drogues de l'organisme

- modification de l'action des vitamines, des enzymes et des coenzymes

- stockage insuffisant d'éléments nutritifs en raison des dommages causés au foie

- malabsorption des éléments nutritifs

- pertes musculaires dans les tissus et les organes

- perte accrue d'éléments nutritifs dans l'urine par la diarrhée ou les vomissements

- perte d'appétit attribuable à plusieurs des facteurs précédents

(Biery, Williford et McMullen, 1991)

Alcool

Les personnes qui boivent trop d'alcool s'exposent non seulement à des maladies du foie, mais également à des problèmes cardiaques. Les calories provenant de l'alcool peuvent être emmagasinées sous forme de gras dans le foie ou dans le reste de l'organisme. Malgré sa forte valeur calorique, l'alcool n'a aucune valeur nutritive, comme en témoigne l'incidence de la malnutrition chez les personnes qui en abusent. L'abus d'alcool comporte également les effets suivants :

- anémie nutritionnelle

- modification du métabolisme des glucides, des matières grasses et des protéines

- modification de l'absorption et de l'excrétion des vitamines et des minéraux

- hausse du taux de cholestérol et de triglycérides

- risque accru de cancer

- changements hormonaux

- hypoglycémie ou hyperglycémie

- maladie du foie et encéphalopathie de Gayet-Wernicke

- hypertension

- maladies cardiovasculaires

3

- dépression

- envies de sucreries (uniquement pendant la désintoxication
  ou en permanence)

(Biery et coll., 1991)

Biery (1991) a constaté qu'un régime alimentaire amélioré permettait de calmer les envies d'alcool chez les personnes en rétablissement. En plus de procurer une sensation générale de bien-être, une bonne alimentation permet de recouvrer les éléments nutritifs perdus, de réduire les risques de maladie, de revenir à un poids sain et stable et de le maintenir.

Cocaïne

La cocaïne renforce l'action de la noradrénaline et de la dopamine en bloquant le recaptage de ces neurotransmetteurs dans le cerveau. Ainsi, elle stimule le système nerveux central et produit une sensation d'euphorie et d'excitation, une meilleure endurance, une respiration irrégulière, une hausse de la tension artérielle et un risque d'hémorragie cérébrale. Les cocaïnomanes courent également un risque considérablement accru de certains problèmes de santé : douleurs thoraciques, rythme cardiaque irrégulier, hypertension, athérosclérose, crise cardiaque, accident cérébrovasculaire, troubles de l'alimentation, troubles intestinaux, problèmes musculaires et divers troubles psychiatriques. La cocaïne peut également causer les problèmes suivants :

- baisse de l'appétit

- boulimie (que la personne présente ou non des troubles de
  l'alimentation)

- incidence accrue de troubles de l'alimentation

- changements cardiovasculaires

- modification de la chimie du cerveau

- consommation accrue d'alcool, de café et d'aliments gras

(Mohs, Watson et Leonard-Green, 1990)

Souvent, les femmes qui consomment de la cocaïne disent en prendre parce qu'elle leur fait perdre du poids. Quand elles y renoncent, elles redoutent donc particulièrement de prendre du poids. Certaines se mettent alors au régime et adoptent un mode de vie malsain qui peut les pousser à la rechute.

De toute évidence, l'alimentation joue un rôle vital dans le traitement et le rétablissement de la cocaïnomanie, en raison des effets de la cocaïne sur le poids, l'humeur, la vitalité et les risques de maladie cardiovasculaire. Pour les cocaïnomanes, il importe surtout de rétablir la chimie du cerveau et de stabiliser l'humeur et le poids, sans trop insister sur ce dernier objectif. Il faut plutôt mettre l'accent sur les habitudes alimentaires saines et régler les problèmes liés à l'image corporelle. En insistant trop sur le contrôle du poids, on risque d'aggraver le problème et de causer du tort au client. Pour les questions de poids, il est souhaitable de consulter un diététiste.

Morphine, héroïne et autres opioïdes

Ces drogues produisent une sensation d'euphorie et peuvent entraîner une dépendance. Le sevrage cause de l'angoisse, des vomissements et des spasmes musculaires, et s'échelonne généralement sur deux semaines. Parmi les effets physiologiques à long terme, on relève les suivants :

- changements dans la sécrétion d'enzymes et de cofacteurs intervenant dans la digestion

- hausse du taux de cholestérol

- modification du métabolisme du glucose

- modification du fonctionnement du pancréas (sécrétion de glucagon et d'insuline)

- changements touchant le calcium

- réduction de l'apport en liquides

- baisse de l'appétit

- apport accru d'aliments gras au détriment d'aliments riches en glucides

- hyperglycémie

(Mohs et coll., 1990)

Pendant le sevrage et le rétablissement, une intervention en matière de nutrition peut améliorer l'état physique du client et calmer ses envies de drogue.

Marijuana

Une seule dose de marijuana peut stimuler l'appétit et causer différents symptômes de carence alimentaire :

- baisse ou hausse de l'appétit

- gain de poids

- modification de la chimie du cerveau

- faiblesse musculaire

- saignement des gencives

- fatigue

- indigestion

- langue douloureuse

- sens du goût émoussé

(Mohs et coll., 1990)

ÉDUCATION NUTRITIONNELLE ET THÉORIE DES ÉTAPES DU CHANGEMENT

L'animateur ou le professionnel de la santé devrait prendre conscience des obstacles au changement et créer une atmosphère propice à la modification des habitudes alimentaires. Le modèle des étapes du changement se révèle d'une grande utilité en éducation nutritionnelle.

D'après le modèle transthéorique de changement de comportement de Prochaska et DiClemente (1990), les personnes qui se trouvent face à un changement traversent plusieurs étapes : inaction, prise de conscience, préparation, action et consolidation.

Les personnes qui en sont à l'étape de l'inaction refusent d'admettre que leurs mauvaises habitudes alimentaires comportent des conséquences néfastes, ou manquent de confiance en elles, ayant déjà tenté en vain de changer leurs habitudes. Ces personnes n'ont pas l'intention de modifier leurs habitudes alimentaires dans un proche avenir, même si cela pouvait leur être bénéfique. À l'étape de la prise de conscience, les personnes sont indécises et n'ont pas encore décidé de changer leurs habitudes alimentaires, bien qu'elles puissent l'envisager dans un proche avenir. Ce sont les personnes rendues au stade de la préparation qui profitent le plus de l'éducation nutritionnelle. Ces personnes ont l'intention de modifier leur comportement au cours des 30 prochains jours. L'étape de l'action est celle où les comportements changent et où il est temps de faire des interventions concernant l'alimentation et l'exercice. Après six mois d'action continue, les personnes passent à l'étape de la consolidation ; elles continuent d'apporter des changements à leur régime alimentaire et à consolider les gains réalisés.

Bien des personnes en rétablissement n'ont jamais suivi de régime alimentaire régulier pendant la majeure partie de leur vie adulte. Il leur est donc difficile de changer, mais on peut leur faciliter la tâche en éliminant les obstacles qui les en empêchent. Par exemple, bien des clients ne prennent pas de déjeuner et ne ressentent pas le besoin de changer cette habitude (étape de l'inaction). D'autres ont envisagé de commencer à manger le matin dans le cadre de leur plan de rétablissement, mais ont certains obstacles à franchir (prise de conscience).

Certains clients sautent des repas et des collations pour diverses raisons :

- manque de temps pour faire la cuisine

- volonté de perdre du poids

- peu d'appétit

- effets résiduels de l'alcool et des drogues

- habitudes alimentaires malsaines acquises pendant l'enfance

- méconnaissance de l'alimentation et de ses effets sur l'usage de drogues et l'envie de prendre des drogues

Il est utile de connaître le point de vue du client sur les changements alimentaires pour l'aider à comprendre qu'il est important de bien se nourrir pour se rétablir. Les conseillers peuvent poser des questions qui révéleront les perceptions de leurs clients sur l'alimentation et leur permettront de les encourager à changer leur façon de penser sur le rôle de la nutrition pendant le rétablissement. Le tableau suivant décrit les étapes du changement dans le contexte de la nutrition ; il donne des exemples de réactions des clients et propose des stratégies à l'usage des animateurs.

ÉTAPES DU CHANGEMENT

ÉTAPE DU CHANGEMENT	PARTICIPANTE OU PARTICIPANT	ANIMATRICE OU ANIMATEUR
Inaction	• La cliente ou le client n'a pas l'intention de changer ses habitudes alimentaires. • Elle ou il ignore peut-être le lien entre le régime alimentaire et la santé (faible compétence personnelle). • Elle ou il a peut-être déjà tenté en vain de modifier ses habitudes alimentaires. • Les inconvénients du changement d'habitudes l'emportent sur ses avantages.	• « Je n'ai jamais pris de déjeuner et je ne vois pas l'utilité de changer mes habitudes. » • « Je mange toujours bien. »	• Sensibilisez la cliente ou le client au lien entre une bonne alimentation et le rétablissement d'une toxicomanie. • Demandez à la cliente ou au client son point de vue sur le régime alimentaire et le rétablissement. • Essayez de susciter un doute chez la cliente ou le client concernant ses habitudes actuelles.
Prise de conscience	• Elle ou il envisage de changer ses habitudes mais demeure indécis ou n'a pas pris de décision. • Elle ou il voit autant d'avantages que d'inconvénients.	• « J'ai pensé à déjeuner, mais je n'ai tout simplement pas le temps. » • « Je pense qu'en général, je mange bien, mais il est vrai qu'il y a des problèmes cardiaques dans ma famille. »	• Examinez les avantages de meilleurs habitudes alimentaires, comme prendre le déjeuner, et les obstacles possibles. • Déterminez les comportements à risque et aidez le client à les classer par ordre d'importance.
Préparation	• Elle ou il prévoit modifier ses habitudes dans un proche avenir. • Les avantages l'emportent sur les inconvénients.	• « J'aimerais commencer à déjeuner mais je n'ai pas faim le matin. » • « Je déjeune parfois le week-end mais je n'ai pas faim les jours de semaine. » • « J'aimerais changer mes habitudes. »	• Suggérez comment se mettre en appétit. • Encouragez la cliente ou le client à apporter de petits changements réalistes. • Concentrez-vous sur un aliment simple plutôt que sur les quatre groupes d'aliments. • Discutez des techniques qui ont déjà marché.
Action	• Elle ou il a commencé à modifier ses habitudes alimentaires. • Compétence personnelle élevée.	• « Je déjeune tous les jours. » • « J'ai apporté des changements à mon régime alimentaire. »	• Renforcez la volonté de changer. Félicitez la cliente ou le client et appuyez le changement. • Donnez des conseils et des recettes pour le déjeuner. • Proposez des trucs pour les jours où l'appétit manque. • Proposez à la cliente ou au client de se faire plaisir, mais pas avec des aliments ou de la drogue. • Encouragez la cliente ou le client à choisir des aliments des quatre groupes.
Consolidation	• Elle ou il continue d'apporter des changements à ses habitudes alimentaires. • Compétence personnelle élevée.	• « J'ai changé mes habitudes alimentaires et j'aimerais persévérer. » • « J'ai l'impression de toujours manger la même chose au déjeuner. »	• Proposez de nouvelles stratégies pour prévenir la surconsommation, les envies et les fluctuations de poids. • Offrez un soutien continu.

(LES DIÉTÉTISTES DU CANADA, 1998)

Il peut arriver en tout temps que la cliente ou le client fasse une rechute et revienne à une étape antérieure.

Les clients à l'étape de l'inaction, qui ne ressentent pas le besoin de modifier leurs habitudes alimentaires, ne tireront aucun profit de conseils précis à ce sujet. Pour ces personnes ignorant généralement qu'il leur faut changer leurs habitudes ou n'étant pas disposées à le faire, il est bon de commencer par leur poser des questions générales sur un changement éventuel de comportement. Par exemple, vous pouvez demander à un client qui ne se sent pas bien et ne déjeune pas, s'il sait que manger le matin pourrait lui donner plus de vitalité.

À l'étape de la préparation ou de l'action, il faut soutenir les clients qui souhaitent améliorer leur santé en leur donnant des suggestions qui les inciteront à prendre le déjeuner tous les jours. À ces étapes, les clients pourraient apprécier des conseils faciles et pratiques, comme prendre une boisson riche en protéines au lieu de manger le matin lorsqu'ils ne se sentent pas très bien et n'ont pas d'appétit.

Dans l'ensemble, les plans de leçons des modules s'appuient sur le modèle des étapes du changement. Le premier objectif qu'on y trouve consiste à sensibiliser les clients au rôle de l'alimentation au cours du rétablissement. Le deuxième objectif consiste à donner aux clients des renseignements qui les inciteront à réfléchir sur leur propre comportement et sur la façon de s'y prendre pour le modifier. Le troisième objectif consiste à proposer aux participants des stratégies de changement.

COMMENT UTILISER LE « GUIDE ALIMENTAIRE CANADIEN POUR MANGER SAINEMENT »

Le *Guide alimentaire canadien pour manger sainement* est un document de référence populaire qui permet de renseigner les clients en rétablissement sur la nutrition. Il divise les aliments en quatre groupes : produits céréaliers, légumes et fruits, produits laitiers, viandes et substituts. Il recommande en outre des portions quotidiennes d'aliments de chaque groupe. Le guide propose quatre règles fondamentales :

- savourer chaque jour une variété d'aliments dans chacun des groupes

- choisir de préférence des aliments moins gras

- être actif tous les jours et manger sainement pour parvenir à un poids santé

- limiter sa consommation de sel, d'alcool et de caféine.

Chaque groupe alimentaire procure un ensemble d'éléments nutritifs de base. Les six éléments suivants sont essentiels à une bonne santé :

LES GLUCIDES, contenus dans les sucres, l'amidon et les fibres alimentaires, sont une source d'énergie pour les muscles et le cerveau. Les glucides sont assimilés plus rapidement et représentent donc une source d'énergie privilégiée. Ils devraient représenter environ 60 p. 100 de l'apport calorique total. On en trouve dans les produits céréaliers comme le pain, les céréales, les pâtes alimentaires et le riz, de même que dans les fruits et les légumes. Il y en a également dans le sucre, les bonbons et les biscuits. Cependant, ces derniers aliments à calories vides ne sont pas reconnus comme sources de glucides dans le *Guide alimentaire canadien pour manger sainement* et devraient être consommés avec modération.

LES MATIÈRES GRASSES sont également une source d'énergie. Elles fournissent environ deux fois plus de calories qu'une quantité égale de glucides ou de protéines. Les matières grasses sont essentielles à la production et à l'absorption de certaines vitamines et des hormones, et il en faut une certaine quantité pour une bonne santé. De préférence, moins de 30 p. 100 des calories devraient provenir des matières grasses.

LES PROTÉINES sont essentielles à la production et à la réparation des muscles, des globules rouges, des cheveux et d'autres tissus ainsi qu'à la sécrétion d'hormones. Les protéines contenues dans les aliments sont décomposées dans l'organisme pour se transformer en aminoacides. Les protéines sont une source d'énergie à laquelle le corps peut puiser si l'apport en glucides est insuffisant, par exemple lorsqu'on saute un repas ou après une vigoureuse séance d'exercice. On les trouve dans les produits d'origine animale comme la viande, le poisson, la volaille, le lait, le fromage et les œufs, et dans certains aliments d'origine végétale comme les légumineuses (pois secs, haricots, lentilles, noix) et les graines.

LES VITAMINES sont des catalyseurs qui régissent les réactions chimiques dans l'organisme. On compte 13 vitamines, notamment la vitamine A, les vitamines du complexe B et les vitamines C, D, E et K. La plupart des vitamines sont des substances que l'organisme est incapable de synthétiser et qu'il faut donc obtenir dans les aliments. Elles ne sont pas une source d'énergie.

LES MINÉRAUX sont des éléments alimentaires qui se combinent de diverses façons pour former les différentes structures de l'organisme. Par exemple, les os sont faits de calcium et de magnésium. Ils régissent également différents processus ; ainsi, le fer dans les globules rouges aide à transporter l'oxygène. Beaucoup d'autres minéraux comme le potassium, le zinc, le sélénium, le phosphore, le chrome et le cuivre sont essentiels à la santé. Les minéraux ne sont pas une source d'énergie.

L'EAU est une substance nécessaire à la vie. Elle représente de 60 à 70 p. 100 de la masse corporelle. L'eau contribue à stabiliser la température du corps, transporte les éléments nutritifs vers les cellules, évacue les déchets et est nécessaire au fonctionnement cellulaire. L'organisme a besoin de huit tasses d'eau par jour. L'eau n'est pas une source d'énergie mais elle contribue à la désintoxication des personnes ayant abusé de l'alcool ou d'autres drogues.

LE RÔLE DES SUPPLÉMENTS VITAMINIQUES AU COURS DU RÉTABLISSEMENT

Certains clients prennent des suppléments de vitamines pendant leur rétablissement nutritionnel. Bien que certains patients qui ont depuis longtemps de mauvaises habitudes alimentaires aient besoin de multivitamines et de suppléments de minéraux à faibles doses, des repas réguliers permettront de combler les carences nutritives causées par la toxicomanie. Les clients qui souhaitent prendre d'autres suppléments devraient consulter leur médecin, car ces produits pourraient avoir un effet sur leur santé.

Les clients devraient s'efforcer de manger des aliments sains au lieu de faire appel aux suppléments vitaminiques. Le diététiste peut recommander une multivitamine ordinaire pour les clients ayant des besoins alimentaires précis. Cependant, les suppléments ne peuvent améliorer l'endurance, donner de l'énergie ou augmenter la masse musculaire. Certaines personnes disent se sentir mieux et avoir plus de vivacité lorsqu'elles prennent des vitamines, mais bon nombre d'entre elles ont commencé à bien manger et à mieux prendre soin d'elles-mêmes. C'est donc probablement l'adoption d'un nouveau mode de vie, plutôt que les suppléments, qui procurent cette amélioration.

Seuls les diététistes ou les médecins peuvent recommander des suppléments aux clients d'un programme de traitement de l'alcoolisme et de la toxicomanie. Les suppléments peuvent encourager ou renforcer la tendance des clients à chercher une solution miracle à tous leurs problèmes plutôt qu'à changer leur mode de vie, ce qui est plus difficile. Abordez donc la question des suppléments avec circonspection auprès de vos clients.

LE RÔLE DES DIÉTÉTISTES DANS LE TRAITEMENT DE LA TOXICOMANIE

D'après l'American Dietetic Association, l'intervention nutritionnelle planifiée et assurée par un professionnel qualifié de l'alimentation « représente un élément essentiel du traitement d'une personne toxicomane et de son rétablissement. Le diététiste représente un membre essentiel de l'équipe de traitement aux fins de l'évaluation des besoins nutritionnels des clients en rétablissement et de la modification de leurs habitudes alimentaires. Un régime alimentaire amélioré peut rendre le traitement plus efficace. Les professionnels de la nutrition devraient prendre des mesures rigoureuses pour s'assurer de participer aux programmes de traitement et de rétablissement ».

Les diététistes jouent un rôle essentiel dans le traitement de la toxicomanie et le rétablissement des clients. Ils guident les clients tout au long du processus de guérison complexe et souvent difficile qui fait suite à une toxicomanie. Les personnes en rétablissement sont souvent exposées à de fausses allégations nutritionnelles ; on leur conseille d'éviter le sucre sous toutes ses formes et la caféine, ou encore d'augmenter leur apport en protéines ou en graisses, ou d'absorber de fortes doses de vitamines et de minéraux. Les gens sont souvent déconcertés et irrités par les renseignements trompeurs qu'ils reçoivent sur la nutrition et le rétablissement d'une toxicomanie. Dans certains cas, ces renseignements peuvent nuire à leur rétablissement.

Pour réduire les risques pour leur santé, les clients devraient être dirigés vers un diététiste qui les aidera à se désintoxiquer au moyen de suppléments de vitamines et de minéraux, de substituts de repas ou de plans de repas s'écartant du régime normal fondé sur le *Guide alimentaire canadien pour manger sainement*. Les clients ne devraient recevoir aucun renseignement sur les programmes de désintoxication recourant à des traitements tels l'irrigation du côlon, les laxatifs et les herbes médicinales. Il est préférable de mettre l'accent sur les moyens sûrs et efficaces de recouvrer la santé.

Le présent guide ne peut se substituer à l'aide de diététistes pour l'établissement d'un régime thérapeutique ou de plans de repas personnalisés. Les diététistes peuvent adapter les plans de repas aux besoins des clients compte tenu de la substance dont ils dépendent, que ce soit la cocaïne, l'héroïne, l'alcool ou des médicaments sur ordonnance. Le présent guide contient des renseignements alimentaires de base pour les clients en rétablissement à l'usage des animateurs. Lorsque les clients souffrent de malnutrition grave ou d'autres problèmes de santé comme des troubles de l'alimentation, le diabète, le VIH ou la cirrhose du foie, l'animateur doit consulter un diététiste, qui peut recommander des suppléments ou établir des plans de repas précis.

Il est préférable qu'un diététiste participe à l'élaboration de lignes directrices et de recommandations à l'usage des personnes inscrites à un programme de traitement de la toxicomanie. L'American Dietetic Association définit clairement le rôle important que jouent les diététistes dans un tel programme.

APPUYER LA NUTRITION ET LE RÉTABLISSEMENT DANS VOTRE ORGANISME DE TRAITEMENT

La toxicomanie est un problème biopsychosocial. Les soins relatifs à la nutrition dans le contexte du traitement de la toxicomanie sont planifiés en équipe en vue de répondre à l'ensemble des besoins des clients. L'observation des habitudes alimentaires permet d'évaluer les progrès qu'a réalisés le client en vue de prendre en charge son rétablissement et de comprendre les questions relatives à l'alimentation qui sont essentielles au maintien de son rétablissement.

La désintoxication soumet l'organisme à un stress considérable. Le professionnel de l'alimentation doit évaluer les carences le plus tôt possible après l'admission afin d'établir un plan alimentaire. L'éducation et le counselling nutritionnels sont requis à toutes les étapes du traitement. Pendant le rétablissement, il arrive souvent que la personne remplace la substance à laquelle elle est accoutumée par le sucre, la caféine ou la nicotine. Ce problème, s'il persiste, peut nuire à la qualité du rétablissement nutritionnel et perpétuer l'aspect comportemental de la toxicomanie.

Dans le cadre d'un programme de traitement, il est important de donner l'exemple en matière d'alimentation saine. Les diététistes doivent donc adopter un comportement alimentaire conforme à ce qu'ils enseignent. Dans les établissements de traitement qui ne font pas appel à un diététiste pour la planification des menus, suivre les directives suivantes pour établir des normes de bonne alimentation pendant le rétablissement.

- céréales : 5 à 12 portions par jour

- légumes et fruits : 5 à 10 portions par jour

- produits laitiers : 2 ou 3 portions par jour

- viande et substituts : 2 ou 3 portions par jour

Les menus doivent refléter les lignes directrices suivantes du *Guide alimentaire canadien pour manger sainement* :

1. variété d'aliments provenant de chacun des quatre groupes alimentaires

2. portions suggérées dans chacun des quatre groupes

3. pain et céréales à grains entiers, p. ex., pain de blé entier à 100 p. 100, pumpernickel, avoine, pain multigrains, pâtes enrichies, riz brun ou étuvé, céréales de son prêtes à manger

4. légumes vert foncé et orange

5. fruits frais à tous les repas et collations

6. produits laitiers à faible teneur en gras, notamment le lait écrémé ou 1 %, en plus du lait 2 %

7. viandes, volailles et poissons plus maigres, préparés sans gras ou avec peu de gras ajouté

8. repas contenant des haricots, des pois et des lentilles (p. ex., lentilles en cocotte, fèves au lard, soupe aux pois cassés, lasagne aux légumes)

9. aliments préparés avec peu de gras, cuits de préférence au four, sur le gril ou au four à micro-ondes et dégraissés après la cuisson, et moins d'aliments frits

10. café décaféiné

11. collations riches en protéines pour la pause du matin et de l'après-midi : yogourt, fromage, beurre d'arachide, lait

12. cuisson à l'huile de colza, et peu de gras ajouté, quel qu'il soit

13. dans les distributrices, jus de fruits en plus des boissons gazeuses

14. accessibilité réduite à des aliments dépourvus de calories : croustilles, tablettes de chocolat, bonbons, gâteaux, pâtisseries, beignets, biscuits

15. menu analysé par un diététiste pour vérifier qu'il est conforme aux recommandations alimentaires suivantes :

   • 55 à 60 p. 100 des calories provenant des glucides

   • 15 à 18 p. 100 des calories provenant des protéines

   • moins de 30 p. 100 des calories provenant de matières grasses, dont moins de 10 p. 100 sont saturées

CONCLUSIONS

Les comportements alimentaires reposent sur les connaissances, les compétences, les valeurs, les croyances ainsi que sur des facteurs culturels et socioéconomiques. L'animateur devrait avoir pour objectif non pas de modifier le comportement des participants, mais plutôt de leur présenter des choix et les renseignements dont ils ont besoin pour prendre des décisions éclairées. Il doit reconnaître les compétences et connaissances que possèdent déjà les participants et les mettre en valeur. L'apprentissage est motivé par la curiosité, la pertinence des renseignements présentés et les résultats positifs que l'on s'attend à obtenir par cet apprentissage et la modification de son comportement.

Il arrive souvent qu'une personne soit déconcertée pendant un certain temps lorsqu'elle se rend compte pour la première fois de la nécessité de changer. Les participants peuvent perdre confiance en eux et ressentir une certaine angoisse, une certaine crainte et même un sentiment de panique.

L'animateur devrait être réceptif, apporter un soutien et encourager, et éviter de dominer les participants ou de chercher avant tout à les faire plier à ses exigences. Les participants devraient décider des renseignements dont ils ont besoin pour se rétablir. Eux seuls décideront s'ils doivent accepter tout ou partie des données présentées.

Pour aider les participants à changer leur alimentation, le professionnel de la santé détermine l'étape du changement à laquelle ils sont parvenus et commence à leur proposer des mesures à prendre pour passer à la prochaine étape des changements alimentaires.

BIBLIOGRAPHIE

BIERY, J., J.H. WILLIFORD et E. McMULLEN. « Alcohol craving in rehabilitation: Assessment of nutrition therapy », *Journal of American Dietetic Association,* n° 44, 1991, p. 463-466.

Les Diététistes du Canada (1998). Moving towards dietary behaviour change. *Mois national de la nutrition* : Bien me trouver. J'en fais mon affaire. Bulletin 2, 3.

MOHS, M., R. WATSON et T. LEONARD-GREEN. « Nutritional effects of marijuana, heroin, cocaine and nicotine », *Journal of American Dietetic Association,* n° 9 (1990), p. 1261-1267.

PROCHASKA, J., J. NORCROSS et C. DiCLEMENTE. *Changing for Good,* William Morrow and Company Inc., New York, 1990.

2 Modules sur la nutrition

MODULES DE BASE

Introduction à la nutrition et au rétablissement
Ce module donne des conseils nutritionnels à l'usage des personnes qui en sont aux premières étapes du sevrage de drogue ou d'alcool.

Bien manger pour mieux se porter
Ce module montre comment prendre de bonnes habitudes alimentaires, en proposant des notions qui sont renforcées dans les modules subséquents. Ce module convient aux personnes qui se remettent d'un abus d'alcool, de cocaïne, d'héroïne, de solvants, de médicaments sur ordonnance, de drogues de confection ou de toute combinaison de ces drogues.

MODULES FACULTATIFS

La toxicomanie et le système digestif
Bien des personnes qui se rétablissent d'un abus d'alcool ou de médicaments sur ordonnance trouvent ce module utile. Il les aide à comprendre la digestion des aliments, les fonctions de divers organes et les effets de l'alcool et des autres drogues sur l'organisme.

Les aliments et l'humeur
Ce module explique le rôle de la nutrition dans le rétablissement de la chimie normale du cerveau. Il se révèle particulièrement utile aux personnes qui se remettent de l'usage de la cocaïne et du jeu compulsif.

Les graisses alimentaires et la santé
Ce module est tout indiqué pour les personnes qui se rétablissent d'un abus de cocaïne ou d'alcool en raison des risques cardiovasculaires que présente l'usage de ces substances.

Le rôle des fibres dans le rétablissement
Les personnes qui se remettent d'une toxicomanie (et particulièrement d'une accoutumance aux opiacés) éprouvent souvent des malaises gastro-intestinaux. Ce module les aidera à y faire face.

Le rôle des antioxydants dans le rétablissement

Ce module s'adresse aux personnes qui se remettent de l'usage d'alcool et de médicaments sur ordonnance, et du tabagisme. Bon nombre d'entre elles sont préoccupées par la prévention des maladies lorsqu'elles entreprennent leur traitement ; ce module traite donc du système immunitaire et intéressera particulièrement les clients qui courent un risque élevé d'infection au VIH et d'hépatite.

La lecture des étiquettes et le supermarché virtuel

Ce module est utile aux personnes qui ont déjà réalisé certains progrès en vue de se rétablir et qui tentent de changer leurs habitudes alimentaires ou celles de leur famille. Axé sur l'acquisition de compétences, ce module est propice à la discussion et convient à tous les groupes de clients.

L'exercice, la nutrition et le rétablissement

Les personnes en rétablissement d'une accoutumance à la cocaïne, à l'héroïne et aux drogues de confection remarquent souvent qu'elles ont perdu de la masse musculaire et souhaitent recouvrer leur force et leur endurance. Ce module contient des conseils nutritionnels à suivre dans le cadre d'un programme d'exercice.

La santé des femmes en rétablissement

Ce module traite des besoins nutritionnels des femmes qui se rétablissent d'une toxicomanie.

Maintenir un poids santé pendant le rétablissement

Bien des clients en rétablissement se soucient de leur poids. Ce module s'adresse aux personnes qui se remettent d'une accoutumance à la cocaïne, à l'alcool et aux médicaments sur ordonnance.

Bien se nourrir après avoir cessé de fumer

Ce module traite du gain de poids qui se produit chez les personnes qui renoncent au tabac. Il propose aux clients des conseils alimentaires pratiques et des moyens de réduire leur dépendance à la nicotine.

Le jeu et la nutrition

Ce module porte sur le mode de vie des personnes qui tentent de vaincre leurs habitudes de jeu compulsif. Il propose des lignes directrices pour adopter un mode de vie équilibré, et notamment de bonnes habitudes alimentaires.

Introduction à la nutrition et au rétablissement

Documents à distribuer
- Questions courantes des clients sur la nutrition et le rétablissement

- Boissons

Facultatif
- Mélangeur, cuillère, tasses, fruits, yogourt et miel

Autre ressource
Voir l'annexe pour savoir comment obtenir le document suivant.

- *The Basic Shelf Cookbook*

LÉGENDE	
▷	**Attention**
	Autre lecture

Introduction à la nutrition et au rétablissement

Les personnes qui commencent à se rétablir peuvent éprouver des malaises ou de la fatigue. Contrairement à ce que l'on pense, ces malaises ne sont pas inévitables et représentent en fait un signe avant-coureur de malnutrition. Les clients ont besoin d'encouragement pour abandonner leurs habitudes alimentaires malsaines. En leur faisant comprendre le cycle de la toxicomanie et de la mauvaise alimentation, on peut les aider à soulager certains symptômes.

CYCLE DE LA TOXICOMANIE ET DE LA MAUVAISE ALIMENTATION

Le cycle de la toxicomanie et de la mauvaise alimentation représente une concurrence entre le processus de désintoxication et les processus naturels d'assimilation des éléments nutritifs contenus dans les aliments. L'alcool et les autres drogues sont toxiques. Lorsqu'on en consomme, le foie tente de les détoxiquer, en se servant de certains minéraux et vitamines.

Par exemple, le foie peut détoxiquer en une heure l'alcool contenu dans une bouteille de bière ou une once de spiritueux. Quand on en consomme plus, l'organisme doit utiliser plus d'éléments nutritifs (surtout des vitamines du complexe B) pour assurer la détoxication. Ces éléments seront puisés dans l'apport alimentaire ou à même les réserves de l'organisme (les vitamines B se trouvent dans les tissus nerveux). Dans les deux cas, ce processus prive le corps des éléments nutritifs dont il a besoin pour demeurer en santé, et aboutit à la malnutrition.

MALNUTRITION CAUSÉE PAR LA TOXICOMANIE

Les personnes qui se rétablissent d'une toxicomanie se trouvent souvent à un stade précoce ou moyen de malnutrition. L'un des signes de la malnutrition est la fatigue, qui pousse souvent à consommer des remontants comme la caféine, la nicotine et le sucre. Cependant, cette habitude épuise encore plus les réserves nutritives de l'organisme et réduit l'apport alimentaire en coupant l'appétit. C'est un cercle vicieux.

Le client peut échapper à ce cycle de la toxicomanie et de la mauvaise alimentation lorsqu'il entreprend son rétablissement. En cessant de prendre de l'alcool ou d'autres drogues ou en réduisant sa consommation, il peut ralentir et même interrompre l'épuisement des réserves nutritives du corps. Cependant, s'il ne reconstitue pas ces réserves, il ne recouvrera peut-être pas sa santé et risque de faire une rechute. Au moment d'aborder la question de la nutrition dans le processus de rétablissement, l'une des premières étapes consiste à stimuler l'appétit et à commencer à planifier les repas.

QU'EST-CE QUI COUPE L'APPÉTIT ?

L'appétit, qui représente le désir de nourriture pour satisfaire aux besoins de l'organisme, fluctue souvent pendant une toxicomanie active. Deux facteurs en sont la cause. Premièrement, bien des toxicomanes mangent moins pour accentuer les effets de l'alcool ou des autres drogues. Au fil des ans, ces personnes prennent l'habitude de sauter des repas. Deuxièmement, une toxicomanie prolongée peut causer des changements physiques tels que la perte d'éléments nutritifs qui, à son tour, peut rendre les aliments moins appétissants et, par conséquent, réduire l'appétit. En outre, l'usage de drogues cause souvent une indigestion qui réduit l'éventail d'aliments que le toxicomane peut consommer.

Pour toutes ces raisons, certaines personnes qui commencent à se rétablir d'une toxicomanie ont très peu d'appétit, ce qui peut les empêcher d'améliorer leur alimentation et leur santé.

COMMENT S'OUVRIR L'APPÉTIT ?

- Commencer par de petites portions. En prenant une ou deux bouchées d'un aliment nourrissant ou quelques gorgées d'une boisson et en augmentant les portions progressivement, on en vient à avoir plus d'appétit.

- Manger des choses qu'on aime, en évitant de les considérer comme « bonnes » ou « mauvaises ».

- Éviter de prendre des boissons caféinées avant de manger. Leur effet stimulant peut couper l'appétit.

D'apparence simple, ces stratégies peuvent contribuer à ouvrir progressivement l'appétit. Le document « Boissons » est utile aux personnes pour qui il est difficile de manger, et propose des solutions de rechange nutritives aux suppléments alimentaires tels que Boost^{MD} et Ensure^{MD}. Il faut éviter d'encourager les clients à avoir recours à des produits de ce genre, qui ne devraient être consommés que sur l'avis d'un diététiste ou d'un médecin.

COMMENT PRENDRE DES REPAS RÉGULIERS

Quand on saute des repas, surtout le déjeuner, la sensation de faim finit par être perturbée. Cette situation peut aboutir à un gain de poids, à des troubles du sommeil, à des sautes d'humeur et à un risque accru de problèmes de santé. Lorsqu'on veut prendre des repas réguliers, il faut commencer par le déjeuner, puis manger toutes les trois ou quatre heures pendant la journée, sans oublier la règle qui consiste à bien manger au déjeuner, et à manger un peu moins au dîner et encore moins au souper.

Le déjeuner est roi, le dîner, prince, et le souper, pauvre.

En d'autres mots, le déjeuner est le repas le plus important de la journée.

CONCLUSIONS

En modifiant son régime alimentaire au début de son rétablissement ou pendant le sevrage, le client pourrait se sentir mieux. Le document à distribuer « Questions courantes des clients sur la nutrition et le rétablissement » traite de certaines préoccupations courantes des clients qui se rétablissent. Les conseils simples, prodigués clairement et à plusieurs reprises, sont particulièrement efficaces.

PLAN DE LEÇON : Introduction à la nutrition et au rétablissement

Note à l'intention de l'animateur

Cette séance sensibilise les participants au rôle de la nutrition dans le rétablissement et leur montre comment leurs choix alimentaires peuvent influer sur leur état général pendant leur rétablissement. Présentez des renseignements de base non techniques. Favorisez la discussion en posant aux participants des questions sans porter de jugement. Demandez aux participants de réfléchir sur le rôle qu'une meilleure alimentation pourrait jouer dans leur rétablissement.

Comme certaines personnes en rétablissement éprouvent des problèmes de mémoire à court terme, vous devrez peut-être revenir plusieurs fois sur les notions présentées. Il faut donner aux participants, qui ne participeront pas tous avec le même enthousiasme, la possibilité de déterminer leurs besoins nutritionnels. Rassurez ceux qui ressentent des symptômes de sevrage et encouragez-les à apporter de petits changements à leurs habitudes alimentaires.

Les participants s'interrogent souvent sur les vitamines et les minéraux dont l'organisme a besoin pour se rétablir, et réclament des recommandations précises. Il est souhaitable de diriger ceux qui veulent prendre des suppléments vers un diététiste, qui pourrait leur recommander des vitamines du complexe B pendant les premiers mois de leur rétablissement. **Seuls les médecins et les diététistes sont qualifiés pour recommander des suppléments alimentaires, qui peuvent se révéler nocifs s'ils ne sont pas utilisés correctement.**

Si vous croyez qu'un client, qui reçoit un traitement mais qui n'est pas sous la surveillance d'un médecin, éprouve un problème de santé ou d'alimentation, il est souhaitable de lui faire consulter son médecin.

Objectifs

1. Décrire le rôle de la nutrition dans le rétablissement.

2. Discuter des habitudes de santé et d'alimentation actuelles.

3. Recevoir des renseignements précis sur la nutrition qui visent à améliorer son bien-être.

Documents à distribuer

• Questions courantes des clients sur la nutrition et le rétablissement

• Boissons

Matériel facultatif

- Mélangeur, cuillères, tasses

- Fruits, lait, yogourt et miel

- Recette : Lait frappé aux fruits rouges du document « Boissons »

Autre ressource

Voir l'annexe pour savoir comment obtenir le document suivant.

- *The Basic Shelf Cookbook.*

DÉROULEMENT

OBJECTIF 1

- Discutez de problèmes tels que la fatigue et les malaises.

- Commencez la séance par une période de questions afin de vous familiariser avec le groupe, de cerner les problèmes et d'adapter la discussion aux besoins du groupe.

Questions à poser aux participants :

1. Comment vous sentez-vous ?

2. Combien d'énergie aviez-vous quand vous preniez de l'alcool ou d'autres drogues ? Quand vous avez réduit votre consommation ? Quand vous avez cessé d'en prendre ?

3. Saviez-vous que l'alimentation peut jouer un rôle dans votre rétablissement d'une toxicomanie ?

4. À votre avis, quel peut être le rôle de l'alimentation ?

5. Quels genres d'informations nutritionnelles aimeriez-vous recevoir ?

OBJECTIF 2

- Discutez de l'effet des drogues sur l'état nutritionnel et le bien-être.

- Discutez des liens entre la nutrition et le rétablissement d'une toxicomanie.

- Décrivez les causes de la perte d'appétit.

Questions à poser aux participants :

1. Avez-vous remarqué si vos habitudes alimentaires ont changé pendant que vous consommiez de l'alcool ou d'autres drogues ?

2. Pouvez-vous décrire ces changements ?

3. Selon vous, pourquoi ces changements se sont-ils produits ?

4. Quelles sont vos habitudes alimentaires actuelles ?

OBJECTIF 3

- Posez les questions suivantes pour déterminer à quelle étape du changement se trouvent les participants pour savoir quels renseignements vous devriez leur fournir.

Questions à poser aux participants :

1. Aimeriez-vous vous sentir mieux (si vous ressentez de la fatigue, un manque d'énergie, etc.) ?

2. Quelles sont les difficultés ou les limites qui vous empêchent actuellement d'adopter de meilleures habitudes alimentaires ?

3. Quels sont vos projets ?

- Distribuez le document « Questions courantes des clients sur la nutrition et le rétablissement » et demandez aux participants s'ils partagent les mêmes inquiétudes.

- Dites aux participants qu'ils peuvent se sentir mieux en changeant leur alimentation.

- Discutez de l'importance du déjeuner, et mentionnez-le à plusieurs reprises. Recommandez aux participants de commencer par prendre de petites portions et d'augmenter celles-ci progressivement pour que leur appétit revienne naturellement. Distribuez le document « Boissons ».

- Encouragez les participants à intégrer la nutrition dans leur rétablissement.

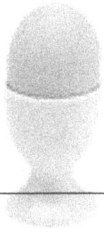

Questions courantes des clients sur la nutrition et le rétablissement

Q. : Je n'arrive pas à manger. Que puis-je faire ?

R. : L'usage de drogues modifie souvent l'appétit. Retrouver l'appétit pourrait nécessiter plusieurs semaines. Ne vous forcez jamais à manger ; essayez plutôt d'aiguiser progressivement votre appétit. Prenez de très petites portions de vos aliments préférés toutes les deux heures jusqu'à ce que votre appétit revienne, et augmentez graduellement les portions. Ce faisant, votre appétit devrait revenir en environ une semaine. Si vous n'y arrivez pas, consultez un diététiste.

Q. : J'ai toujours faim. Que puis-je faire ?

R. : Il est normal pour certaines personnes d'avoir un très gros appétit lorsqu'elles cessent de boire ou de prendre d'autres drogues. Il arrive d'ailleurs que les aliments deviennent un substitut des drogues. Si vous tentez de maîtriser votre appétit par la simple volonté, vous connaîtrez probablement un échec qui vous découragera. Essayez de vous détendre, de faire de l'exercice ou de vous livrer à d'autres activités pour lutter contre la tension, la fatigue ou l'ennui, qui peuvent donner l'impression de stimuler l'appétit. Au lever, déjeunez, puis mangez quelque chose toutes les trois ou quatre heures.

Q. : Ai-je besoin d'un supplément vitaminique ?

R. : Un diététiste ou un médecin serait le mieux placé pour répondre à cette question. Il n'est pas recommandé de prendre des vitamines sans avoir subi au préalable une évaluation nutritionnelle. Si vous éprouvez certains problèmes de santé, un supplément alimentaire pourrait vous être néfaste.

Q. : J'ai une envie folle de sucreries. Puis-je y succomber ?

R. : Il peut arriver que vous ayez envie de sucreries de temps à autre pendant votre rétablissement. Les aliments très sucrés vous procurent un regain temporaire d'énergie, qui a tôt fait de s'estomper. En prenant une petite portion de protéines avec les repas et les collations du matin et de l'après-midi, vous pourrez régulariser le taux de sucre dans le sang et équilibrer les niveaux des substances chimiques cérébrales qui régissent l'humeur. Prenez des repas réguliers et des collations quand vous avez faim ou avant de faire de l'exercice pour calmer vos envies de sucreries et éviter de prendre du poids.

Q. : Comment une bonne alimentation peut-elle contribuer à guérir mon foie ?

R. : Les aliments sains contiennent beaucoup d'éléments nutritifs qui aident l'organisme à se réparer. Le foie est fait de protéines et a besoin pour se rétablir d'un apport équilibré d'aliments nutritifs.

Q. : Perdrai-je du poids quand je cesserai de boire ?

R. : Les personnes qui cessent de boire subissent parfois un changement de poids. Certaines en prennent parce qu'elles remplacent l'alcool par des aliments. Comme leur appétit s'améliore, elles sont poussées à manger encore plus. D'autres perdent un peu de poids, environ un ou deux kilos, car elles absorbent une quantité moindre des calories contenues dans l'alcool si ces calories n'ont pas été remplacées par des calories alimentaires. Si votre poids fluctue de deux kilos ou plus, consultez un diététiste ou un médecin.

Q. : Je n'ai pas d'argent pour m'acheter à manger. Comment puis-je améliorer mon alimentation ?

R. : Vous pourriez apprendre à dresser un budget alimentaire. Il existe beaucoup d'aliments nutritifs qui sont peu coûteux. Des aliments de base comme les pommes de terre, le riz, les pâtes alimentaires, les oignons, les carottes, certains produits en boîte comme le lait, le lait en poudre, les haricots secs et les lentilles procurent des éléments nutritifs provenant des quatre groupes alimentaires. Pour une meilleure nutrition, vous pouvez également faire appel aux banques alimentaires, préparer des recettes nutritives et obtenir des renseignements pour mieux gérer votre argent.

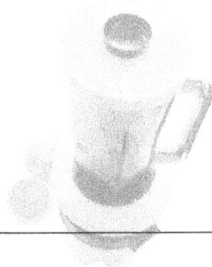

Boissons

Ces boissons représentent une excellente source d'éléments nutritifs pour les personnes qui ont de la difficulté à manger des aliments solides ou à déjeuner. REMARQUE : Pour éviter tout risque d'intoxication alimentaire, n'ajoutez pas d'œufs crus à ces recettes.

Lait frappé à la banane

banane fraîche ou congelée	1
lait à faible teneur en gras	250 ml (1 tasse)
fraises	facultatif
lait écrémé en poudre	15 ml (1 cuil. à soupe)

Couper la banane en morceaux et la mettre au congélateur. Mettre le lait, la banane congelée et les fraises dans le bol du mélangeur. Mélanger jusqu'à obtention d'une consistance lisse.

Lait frappé aux fruits rouges

lait à faible teneur en gras	250 ml (1 tasse)
fraises	250 ml (1 tasse)
miel ou sucre	15 ml (1 cuil. à soupe)
yogourt à faible teneur en gras	125 ml (1/2 tasse)
glaçons ou jus concentré congelé	2 ou 3 cubes, ou 30 ml (2 cuil. à soupe)

Mettre tous les ingrédients dans le bol du mélangeur et mélanger jusqu'à obtention d'un mélange mousseux.

Boisson maxi-protéines

fraises	125 ml (1/2 tasse)
banane, nectarine ou pêche pelée ou coupée en dés	1
lait à faible teneur en gras ou yogourt	250 ml (1 tasse)
miel, sucre ou sirop	5 ml (1 cuil. à thé)
germe de blé	15 ml (1 cuil. à soupe)
lait écrémé en poudre	15 ml (1 cuil. à soupe)
glaçons	facultatif

Mélanger tous les ingrédients dans un mélangeur jusqu'à consistance lisse.

Lait frappé au café

lait écrémé en poudre	30 ml (2 cuil. à soupe)
café (froid, décaféiné)	125 ml (1/2 tasse)
lait à faible teneur en gras	250 ml (1 tasse)
sucre	5 ml (1 cuil. à thé)
glaçons	facultatif

Mettre tous les ingrédients dans le bol du mélangeur et bien mélanger. Servir immédiatement.

Lait frappé moka

Ajouter aux ingrédients du lait frappé au café :

sirop de chocolat	15 ml (1 cuil. à soupe)

Mettre tous les ingrédients dans le bol du mélangeur et bien mélanger. Servir immédiatement.

Lait frappé au melon

cantaloup ou melon miel, pelé, épépiné et coupé en morceaux	250 ml (1 tasse)
jus d'orange concentré congelé	30 ml (2 cuil. à soupe)
lait à faible teneur en gras	500 ml (2 tasses)
lait écrémé en poudre	15 ml (1 cuil. à soupe)
miel	30 ml (2 cuil. à soupe)

Mélanger tous les ingrédients dans un mélangeur jusqu'à consistance lisse.

Bien manger pour mieux se porter

Documents à distribuer

- Bien manger pour mieux se porter
- Le déjeuner : pour alimenter votre métabolisme
- *Le Guide alimentaire canadien pour manger sainement*
- L'alcool dans les aliments

LÉGENDE

▷ **Attention**

Autre lecture

Bien manger pour mieux se porter

Il est essentiel que les clients en rétablissement prennent des repas et des collations réguliers. Les personnes qui entreprennent un traitement souffrent souvent de malnutrition en raison de changements dans leurs habitudes alimentaires, de la consommation fréquente d'alcool et d'autres drogues, et de la capacité réduite de leur organisme d'assimiler les éléments nutritifs. Sans être traitée, la malnutrition peut entraver le rétablissement. La toxicomanie nuit à l'absorption des éléments nutritifs. Les personnes qui abusent de l'alcool ou d'autres drogues sautent souvent des repas, et quand elles mangent, elles choisissent dans bien des cas des aliments riches en gras et en calories.

C'est le déjeuner que l'on saute le plus souvent. Sauter des repas et des collations entraîne une fatigue tout au long de la journée, et des excès alimentaires en fin de journée. Dès le lever, les clients se sentent fatigués et le restent toute la journée. Sauter des repas accroît également le risque d'envies de sucreries, d'alcool et de drogues, et favorise la tendance à remplacer l'alcool ou les drogues par des aliments. En prenant des repas réguliers dès le début de leur rétablissement d'une toxicomanie, les clients seront mieux en mesure de parvenir à la guérison physique et psychologique.

La toxicomanie se répercute sérieusement sur l'état nutritionnel. Les éléments nutritifs provenant des aliments et des réserves de l'organisme sont employés pour la désintoxication, et il n'y en a donc pas assez pour les fonctions biochimiques normales. Cette concurrence pour l'utilisation des éléments nutritifs aboutit à la malnutrition, dont l'un des premiers signes est la fatigue. Les personnes en rétablissement se plaignent souvent d'être toujours fatiguées, d'avoir de la difficulté à dormir et peu d'appétit. Ces malaises les portent à sauter des repas et à remplacer l'accoutumance aux drogues par des excès alimentaires.

COMMENT RETROUVER SA VIVACITÉ PENDANT LE RÉTABLISSEMENT

Quand on mange, on actionne le cycle énergétique de l'organisme. L'équilibre énergétique est fonction du rôle des glucides, des matières grasses et des protéines. Les glucides procurent une énergie immédiate, sous une forme simple, qui se mesure par le taux de sucre dans le sang (glycémie). Ce taux fluctue chaque fois que l'on mange, et son effet sur le niveau d'énergie se manifeste quelques minutes ou plusieurs heures plus tard, selon les aliments.

Les matières grasses sont une source d'énergie (calories) à laquelle on puise surtout pendant les périodes actives. Le gras emmagasiné dans l'organisme change constamment ; une partie est déposée (après un repas) et une autre est éliminée (avec une activité). Lorsque les dépôts dépassent les éliminations, les graisses s'accumulent et entraînent un gain de poids.

Le rôle des protéines consiste principalement à entretenir et à réparer les muscles et les autres structures, telles que les organes. Leur énergie sert à la croissance. Ce n'est qu'en période de stress ou de privation de nourriture que l'organisme fait appel aux protéines pour augmenter le taux de sucre dans le sang. Donc, si l'organisme ne reçoit pas assez de glucides, il commence à se manger lui-même pour survivre. On constate ce phénomène chez les personnes en rétablissement qui ont perdu de la masse musculaire. Elles ont les bras et jambes amaigris, et ressentent de la faiblesse et de la fatigue.

Il n'est pas nécessairement utile au rétablissement de manger plus de protéines. En fait, les protéines en poudre, les portions supplémentaires de viande ou les suppléments d'aminoacides peuvent se révéler néfastes. **Il ne faut pas recommander aux clients de modifier la quantité de protéines dans leur régime alimentaire. Les clients qui envisagent de le faire devraient être dirigés vers un diététiste.**

Pour retrouver sa masse musculaire, il faut du temps et un régime alimentaire nutritif et varié comportant un apport équilibré de glucides et de protéines. De préférence, les glucides devraient constituer une source d'énergie, et les protéines devraient servir aux fonctions vitales comme le développement des muscles et un système immunitaire sain.

Cependant, lorsque les réserves de glucides commencent à s'épuiser, comme pendant une toxicomanie ou une sous-alimentation, le corps commence à utiliser les protéines des muscles et du foie comme source d'énergie. Ce phénomène se produit également chez les personnes sédentaires qui suivent un régime amaigrissant, et c'est donc une pratique à éviter. Quand on prend un déjeuner ainsi qu'un repas ou une collation toutes les trois ou quatre heures, le taux de sucre dans le sang demeure à un niveau optimal et procure un niveau d'énergie suffisant, et les protéines servent comme il se doit à réparer les tissus et les organes du corps.

LE DÉJEUNER

La plupart des gens savent que le déjeuner est le repas le plus important de la journée ; malgré tout, beaucoup ne mangent pas le matin. Voici quelques avantages d'un bon déjeuner :

- plus d'énergie
- moins de fatigue
- plus de réserves d'énergie pour le corps et le cerveau
- capacité accrue de l'organisme d'entretenir et de réparer les muscles et les organes
- moins d'envies de sucreries, d'alcool et d'autres drogues
- moins d'excès alimentaires en fin de journée

Comme le mot le dit, « déjeuner » signifie mettre fin au jeûne de la nuit. En effet, pendant le sommeil, le corps est essentiellement à l'état de jeûne. Le cœur et les poumons fonctionnent au ralenti. Prendre des aliments nutritifs au lever permet de faire le plein d'énergie et stimule le métabolisme.

La cigarette et les boissons contenant de la caféine, que bien des gens prennent le matin au lieu de déjeuner, procurent une sensation temporaire de satiété. Cependant, ces substituts peuvent perturber le niveau d'énergie de l'organisme, surtout plus tard dans l'après-midi. Il arrive à tout le monde de ressentir de la lassitude et une envie de sucreries au cours de l'après-midi. Une petite collation contenant des glucides et des protéines (comme un yogourt à faible teneur en gras et un fruit frais) stabilise le taux de sucre dans le sang et permet d'éviter cette lassitude.

En général, les clients en rétablissement qui commencent à prendre des repas et des collations réguliers sont plus en mesure de se concentrer et se sentent mieux. Ils sont ainsi davantage disposés à participer aux autres aspects du processus de rétablissement.

Déjeuner aide les clients à acquérir des habitudes alimentaires saines qui favorisent leur rétablissement. Des recherches ont démontré que la consommation d'aliments riches en protéines moins d'une ou deux heures après le lever réduit les envies d'alcool et de drogues. Les clients qui ont peu d'appétit au réveil devraient commencer par prendre de petites portions, comme une demi-tasse de lait ou une moitié de tranche de pain grillé. Ensuite, ils devraient augmenter progressivement les portions, et quatre à sept jours plus tard, ils devraient avoir plus d'appétit.

REMPLACEMENT D'UNE ACCOUTUMANCE PAR UNE AUTRE ET ENVIES

Il arrive que pendant leur rétablissement, les clients toxicomanes remplacent un comportement malsain par un autre tout aussi néfaste. En voici des exemples :

- consommation accrue de boissons contenant de la caféine

- consommation accrue de cigarettes

- consommation accrue d'aliments sucrés ou salés

Les envies de caféine, de nicotine ou de sucre sont préoccupantes. En effet, certains clients ont un apport calorique suffisant mais ne consomment pas assez d'éléments nutritifs nécessaires pour leur rétablissement.

Comme nous en avons déjà parlé, les clients qui commencent à se rétablir éprouvent souvent des malaises et ressentent le besoin de prendre quelque chose pour se remettre d'aplomb. Certains se mettent à prendre plus de boissons contenant de la caféine au lieu de manger et pour compenser l'absence de leur substance de choix. La caféine et la nicotine sont des stimulants qui émoussent l'appétit et entraînent une augmentation temporaire du taux de sucre dans le sang, du niveau d'énergie et de la vivacité. Toutefois, ces effets sont éphémères, soit environ 15 minutes pour l'équivalent d'une tasse de café frais de huit onces.

Les stimulants procurent un regain d'énergie, mais celui-ci est suivi d'une chute tout aussi forte peu après. Cette fatigue soudaine pousse souvent la personne à prendre encore plus de caféine, de tabac ou de sucre, ou même à rechercher des substances psychotropes plus puissantes.

Les personnes en rétablissement ont souvent envie de manger des sucreries. L'apport en sucre hausse temporairement le taux de sucre dans le sang, ce qui procure de l'énergie pendant une brève période. Cependant, il se produit ensuite une baisse du taux de sucre qui s'accompagne souvent d'une envie accrue d'alcool, une substance qui hausse également le taux de sucre dans le sang.

Il est tentant de recourir à la caféine, à la nicotine et au sucre comme « petits remontants ». Bien des clients prennent de l'alcool ou d'autres drogues pour composer avec des situations qu'ils jugent désagréables ou insupportables. Mais ainsi, ils ne font qu'étouffer leurs émotions. Lorsqu'ils réduisent ou cessent leur consommation, ces émotions reviennent à la surface, et il devient plus facile de prendre des aliments sucrés ou caféinés ou de fumer pour résoudre le problème. Malheureusement, ces stimulants peuvent donner lieu à une dépendance qui nuira au rétablissement.

QUE SERAIT UNE CONSOMMATION RAISONNABLE DE CAFÉINE ?

Une intervention précoce en vue de réduire l'apport en caféine et en nicotine peut aider les clients à modifier leur mode de vie et favoriser leur rétablissement à long terme. Un adulte peut consommer tout au plus quatre tasses (un litre) de café par jour sans que cela n'occasionne une dépendance. Pour les clients en rétablissement, il est raisonnable de limiter l'apport en caféine à 450 mg par jour ou à trois fois 250 ml de café filtre ordinaire. Le café pris avec de la nourriture aura moins d'effet stimulant. Cependant, la caféine entrave l'absorption du fer, dont bien des clients en rétablissement ont besoin.

Bon nombre d'adultes ne peuvent tolérer l'apport quotidien recommandé en caféine sans éprouver de dépendance. Le sevrage de caféine cause de l'irritabilité, des maux de tête et de l'insomnie, des symptômes qui s'estompent généralement lorsque l'on augmente la consommation de caféine. Certaines personnes sont particulièrement sensibles aux effets de la caféine, même en très petite quantité ; c'est le cas notamment des personnes qui ont un trouble de l'angoisse.

La plupart des clients n'auront pas à renoncer complètement à la caféine. Il est d'ailleurs déconseillé de préconiser l'abandon du sucre et de la caféine au début du rétablissement. Comme la toxicomanie comprend souvent des excès, il est important pour les clients d'apprendre l'importance de l'équilibre pour se rétablir. Ainsi, ils devraient apprendre à intégrer le sucre et la caféine dans des habitudes alimentaires saines. Il n'est pas rare de voir les clients qui considèrent la nutrition comme une approche punitive renoncer au sucre et à la caféine.

QUELLE SERAIT UNE CONSOMMATION RAISONNABLE DE SUCRE ?

Les envies de sucreries peuvent causer des fluctuations du taux de sucre dans le sang qui risquent de prolonger la toxicomanie. En Amérique du Nord, on consomme environ 60 kilogrammes de sucre par personne, par année. La plus grande partie de ce sucre est cachée dans les aliments. Ainsi, un verre de 250 ml de jus d'orange contient autant de sucre que deux pommes. Une canette de boisson gazeuse en contient environ neuf cuillerées à thé.

Le sucre est-il dangereux ? En réalité, on en a besoin, mais il est préférable de l'obtenir de sources naturelles comme les fruits, les légumes et les graines. Les aliments riches en sucre procurent beaucoup de calories mais peu d'éléments nutritifs. Ils peuvent réduire l'appétit à l'heure des repas et causer d'importantes fluctuations du niveau d'énergie, ce qui cause de la fatigue. En prenant de petites portions d'aliments sucrés uniquement après les repas, on peut calmer ses envies de sucre et éviter le gain de poids.

Outre le risque de remplacement de l'alcool et des drogues par des aliments non nutritifs, les repas irréguliers, les collations riches en gras et en sucre, et les fluctuations du taux de sucre qu'ils causent sont préoccupants pendant le rétablissement, car ils peuvent causer une rechute. Certains clients sont d'avis que les sucreries les aident à éviter les envies et à demeurer sobres. Certains groupes d'AA préconisent cette méthode à leurs membres. Il faut préciser aux clients qu'il n'est pas dangereux de consommer avec modération des aliments riches en sucre raffiné (sucre de table). Cependant, un apport élevé en sucre peut causer des fluctuations considérables du taux de sucre dans le sang et, par le fait même, donner envie de prendre de la drogue ou de l'alcool.

Le *Guide alimentaire canadien pour manger sainement* peut se révéler utile pour ajouter une variété d'aliments à son régime alimentaire. Un exemplaire est fourni dans les documents à distribuer accompagnant le plan de leçon. Les personnes qui se rétablissent d'une toxicomanie doivent manger plus de légumes et de fruits, de produits céréaliers, de produits laitiers, de viande et de substituts, dès le début de leur rétablissement.

CONCLUSIONS

En renonçant à leurs mauvaises habitudes alimentaires dès le début de leur rétablissement, les clients peuvent reconstituer leurs réserves d'éléments nutritifs épuisées pendant leur toxicomanie. À mesure que leurs réserves augmentent et qu'ils adoptent des habitudes alimentaires saines, les clients auront plus d'énergie et de concentration et dormiront mieux. Suivre les lignes directrices de ce module leur donnera une base pour favoriser leur rétablissement. Les résultats varient, mais la plupart des clients signalent des effets positifs après plusieurs jours de collations et de repas réguliers.

PLAN DE LEÇON : Bien manger pour mieux se porter

Note à l'intention de l'animateur

Cette séance réitère les renseignements fournis dans l'introduction et présente des lignes directrices qui encouragent les participants à déjeuner tous les jours. Il est essentiel d'encourager les participants et de revenir souvent sur les notions présentées. Une fois que les clients ont appris à manger régulièrement, un diététiste peut élaborer pour eux un plan de repas équilibré.

Objectifs

1. Décrire comment des repas et des collations réguliers et équilibrés permettent d'améliorer l'état nutritionnel, la vivacité, la concentration et le bien-être général au début du rétablissement.

2. Recevoir un aperçu d'un repas équilibré.

3. Déceler les tendances au remplacement des drogues par des aliments qui peuvent nuire au rétablissement et apprendre des stratégies en vue de renverser ces tendances.

Documents à distribuer

- Bien manger pour mieux se porter : Ce document souligne l'importance de prendre des repas réguliers et propose des conseils pratiques pour prendre l'habitude de déjeuner le matin.

- Le déjeuner : pour alimenter votre métabolisme

- L'alcool dans les aliments : Vous devriez distribuer ce document à tous les clients inscrits à un programme de traitement fondé sur l'abstinence, et surtout aux clients qui prennent un médicament de protection comme l'Antabuse[MD], car même une petite quantité d'alcool peut causer des effets secondaires désagréables.

- *Guide alimentaire canadien pour manger sainement*

DÉROULEMENT

OBJECTIF 1

- Demandez aux participants quels sont les symptômes d'un faible taux de sucre dans le sang (perte de concentration ou de vivacité, fatigue, bâillements, maux de tête, tremblements, irritabilité, envie de glucides, surtout d'aliments contenant de l'amidon et des sucres)

- Décrivez l'effet des glucides, des protéines et des matières grasses sur le niveau d'énergie.

OBJECTIF 2

Questions à poser aux participants :

1. Pourquoi certaines personnes sautent-elles des repas et collations ?

2. Comment peut-on éviter de sauter des repas et des collations ?

3. Pourquoi se sent-on fatigué quand on saute des repas ?

4. Pourquoi le déjeuner est-il le repas le plus important de la journée ?

• En vous référant au document « Bien manger pour mieux se porter », donnez des conseils pour favoriser le rétablissement d'une toxicomanie et proposer aux clients des stratégies pour s'ouvrir l'appétit et prendre des repas réguliers. Rappelez aux clients qu'il peut être difficile de prendre des repas et des collations réguliers, mais qu'en procédant graduellement, ils se rétabliront mieux.

• Encouragez les clients à apporter de petits changements, tels que commencer à prendre le déjeuner. Distribuez le document « Le déjeuner : pour alimenter votre métabolisme ».

OBJECTIF 3

Questions à poser aux participants :

1. Quels sont les signes de la dépendance à la caféine ?

2. Quelle serait une consommation raisonnable de café ?

3. Quelle serait une consommation raisonnable de sucre ?

• Utilisez le *Guide alimentaire canadien pour manger sainement* pour présenter aux participants la notion d'équilibre et de variété dans l'alimentation.

Bien manger pour mieux se porter

Le déjeuner

Votre corps a besoin d'énergie pour faire face aux exigences de la vie quotidienne. Cependant, il est parfois difficile de manger moins d'une heure après le réveil. Pour vous y habituer, commencez par prendre de petites portions, comme une demi-tasse de lait ou une moitié de tranche de pain grillé. Si vous trouvez que c'est trop ou si vous avez de la difficulté à mâcher, préparez une petite quantité de boisson nutritive au mélangeur (voir le document « Boissons »), attendez une heure pour vous ouvrir l'appétit et essayez de manger une collation légère, riche en protéines. Soyez patient car il faut du temps avant d'avoir de l'appétit le matin, mais en augmentant progressivement les portions, vous pourrez probablement y parvenir en quatre à sept jours.

Mangez souvent

Commencez la journée en prenant un déjeuner, puis un repas léger ou une collation toutes les trois ou quatre heures par la suite. Ainsi, vous assurez un apport constant d'énergie qui vous permettra de lutter contre la fatigue, la tension, les sautes d'humeur, la faim et les envies. Vous pouvez commencer à vous ouvrir l'appétit en prenant fréquemment de petits repas et collations. Savourez vos aliments préférés et réapprenez à prendre des repas équilibrés.

Mangez une variété d'aliments

L'organisme a besoin tous les jours de plus de 50 éléments nutritifs différents. Pour manger suffisamment de chacun de ces éléments, il suffit de choisir une variété d'aliments sains dans chaque groupe alimentaire décrit dans le *Guide alimentaire canadien pour manger sainement*.

Faites le plein de protéines en matinée et l'après-midi

Au cours de la matinée et de l'après-midi, prenez une collation composée d'un aliment riche en protéines comme du lait, du fromage ou du yogourt à faible teneur en gras ou encore de la viande maigre. Les protéines contribuent à stabiliser votre niveau d'énergie et à améliorer votre concentration et votre vivacité. N'attendez pas d'avoir faim avant de manger. De plus, évitez de manger des aliments riches en protéines en fin de soirée. Choisissez plutôt des aliments légers contenant des glucides pour favoriser la détente et le sommeil.

Limitez votre consommation de caféine

La caféine contenue dans le café, le thé, le chocolat et les boissons au cola peut vous rendre nerveux et irritable, vous couper l'appétit, vous donner des maux d'estomac et vous empêcher de dormir. La teneur en caféine varie selon la boisson :

Café filtre (1 tasse = 8 oz = 250 ml)	= 145 à 180 mg
Café instantané (1 cuil. à thé = 5 ml)	= 80 à 90 mg
Café décaféiné (1 tasse = 8 oz = 250 ml)	= 5 mg
Boisson au cola (1 canette = 10 oz = 300 ml)	= 35 à 50 mg
Chocolat (1 tasse = 8 oz = 250 ml)	= 18 mg
Thé (1 tasse = 8 oz = 250 ml)	= 50 mg

N'OUBLIEZ PAS qu'il y a également de la caféine dans certains médicaments pour les maux de tête et les allergies et dans certains produits favorisant la perte de poids. Essayez de prendre au plus 450 mg de caféine par jour (l'équivalent d'environ trois tasses de 250 ml de café). Évitez les boissons caféinées au moins cinq heures avant l'heure du coucher.

Le thé comporte pour la santé des effets bénéfiques qui peuvent compenser certains des effets néfastes de la caféine. Ainsi, le thé noir et le thé vert contiennent des antioxydants qui favorisent la résistance aux maladies.

Limitez votre consommation de sucreries

Les aliments riches en sucre vous apportent beaucoup de calories mais peu d'éléments nutritifs. Lorsque vous en mangez, vous avez moins d'appétit aux repas, et votre niveau d'énergie peut connaître des fluctuations importantes causant de la fatigue. En prenant de petites portions d'aliments sucrés uniquement après les repas, vous pourrez calmer vos envies de sucre et éviter un gain de poids.

Consommez moins de matières grasses

Les gros repas riches en matières grasses peuvent causer de la fatigue, un gain de poids et d'autres problèmes de santé. Pour vous revigorer, réduisez votre apport en gras et mangez plus de produits céréaliers, de légumes et de fruits.

Buvez beaucoup d'eau

Buvez de six à huit tasses d'eau par jour pour aider votre organisme à se débarrasser des toxines et, par le fait même, à se rétablir.

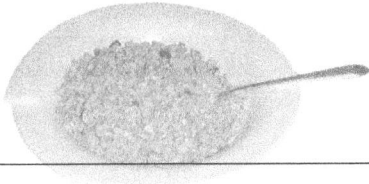

Le déjeuner ...
pour alimenter votre métabolisme

Voici quelques suggestions pour le déjeuner. C'est à vous de choisir, avec un peu d'imagination, et n'hésitez pas à essayer de nouveaux aliments.

Frappé rapide

250 ml (1 tasse) de lait écrémé

125 ml (1/2 tasse) de fruits frais

15 ml (1 cuil. à soupe) de lait écrémé en poudre

miel ou sucre au goût

OU

fruits frais

yogourt à faible teneur en gras

muffin de blé entier

jus d'agrumes

OU

bagel de blé entier

beurre d'arachide

lait écrémé

OU

restes du souper de la veille !

Guide alimentaire canadien pour manger sainement

Santé Canada Health Canada

Le guide alimentaire
CANADIEN
POUR MANGER SAINEMENT

Savourez chaque jour une variété d'aliments choisis dans chacun de ces groupes.

Choisissez de préférence des aliments moins gras.

Produits céréaliers
Choisissez de préférence des produits à grains entiers ou enrichis

Légumes et fruits
Choisissez plus souvent des légumes vert foncé ou orange et des fruits orange.

Produits laitiers
Choisissez de préférence des produits laitiers moins gras.

Viandes et substituts
Choisissez de préférence viandes, volailles et poissons plus maigres et légumineuses.

Canada

Pour obtenir des exemplaires, communiquez avec
Publications Santé Canada au (613) 954–5995

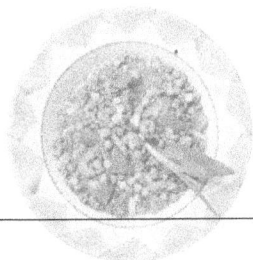

L'alcool dans les aliments

Certains aliments contiennent de petites quantités d'alcool. Une personne qui prend un médicament de protection (comme l'Antabuse^MD ou le Temposil^MD) doit faire preuve de prudence lorsqu'elle consomme des aliments contenant de l'alcool.

Lorsque vous préparez vos propres repas et collations, c'est vous qui choisissez les ingrédients. Par contre, quand vous mangez chez des amis ou au restaurant, il est possible que l'on vous serve des aliments contenant de l'alcool. Il est préférable d'éviter ces aliments, car des études ont démontré que la cuisson en évapore une très faible proportion. En effet, après 20 minutes de cuisson, jusqu'aux deux tiers de l'alcool ajouté subsistent. C'est même parfois après la cuisson que l'on ajoute l'alcool, dont la totalité est donc présente dans les aliments.

Certains aliments en vente dans les charcuteries ou les épiceries fines contiennent une bonne quantité d'alcool. Lisez donc attentivement l'étiquette avant d'en consommer. Les cafés aromatisés ne contiennent pas d'alcool, mais l'arôme peut vous donner envie d'en boire. Il est donc préférable de les éviter.

Aliments à éviter

Les produits et suppléments alimentaires suivants contiennent de l'alcool :

Extraits de vanille, d'amande, de rhum, etc. Remplacez les extraits purs et artificiels par du sucre vanillé, des amandes hachées, de la pâte d'amande ou du jus de citron

Vins de cuisine

« Angostura bitters »

Extraits d'échinacée ou d'autres herbes médicinales

Chocolats ou bonbons à la liqueur

Bières ou vins sans alcool ou désalcoolisés

Cidre

Vinaigre de malt, de cidre ou de vin

Fromages ou pâtés parfumés au vin

Certaines marques de moutarde de Dijon qui contiennent du vin

Lait de poule commercial

Choucroute au vin

Bisque de homard ou de mye

Mirin (dans les imitations de pattes de crabe)

Gâteaux ou pâtisseries à la liqueur, comme le gâteau Forêt-Noire ou le gâteau aux fruits

Sauces, par exemple la sauce béarnaise ou bordelaise

Sauce hollandaise à l'alcool et sauce madère

Certaines soupes, notamment aux haricots noirs, à l'oignon ou aux fruits à l'européenne

Aspics

Fondues (remplacer l'alcool par du jus de fruit congelé non dilué)

Mousse au chocolat

Certains suppléments vitaminiques liquides

Desserts flambés, comme les crêpes Suzette ou les cerises jubilé

Sauce teriyaki

En cas de doute, informez-vous !

La toxicomanie et le système digestif

Matériel nécessaire

Illustration :

- Le système digestif humain

LÉGENDE

▷ **Attention**

🗎 **Autre lecture**

La toxicomanie et le système digestif

Les personnes qui entreprennent un traitement pour leur problème de toxicomanie souffrent souvent de malnutrition. Ce module permettra aux participants de comprendre les effets de la toxicomanie sur l'état nutritionnel et sur le système digestif.

LA TOXICOMANIE ET L'ÉTAT NUTRITIONNEL

ILLUSTRATION 1. **Le système digestif chez l'être humain**

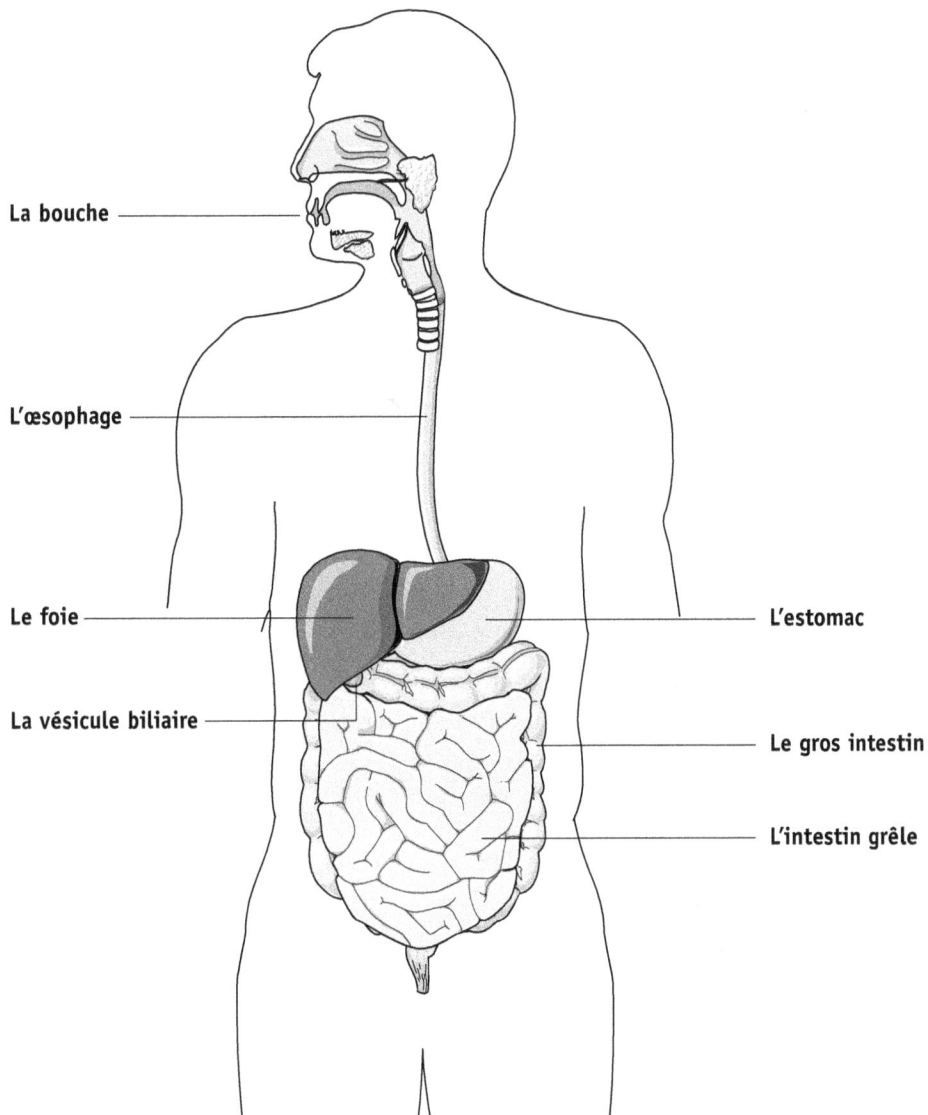

La bouche

L'œsophage

Le foie

La vésicule biliaire

L'estomac

Le gros intestin

L'intestin grêle

NUTRITION ET RÉTABLISSEMENT
La toxicomanie et le système digestif

La bouche

La bouche est le point d'entrée du système digestif. Les glandes salivaires qui s'y trouvent sécrètent la salive qui contribue à déclencher la digestion des aliments.

L'œsophage

Les aliments et boissons avalés passent par l'œsophage, un tube d'environ 25 centimètres de longueur. Le sphincter situé à son extrémité inférieure, à l'entrée de l'estomac, demeure fermé jusqu'à la troisième étape de la déglutition. Il se détend pour laisser passer les aliments et les boissons qui s'approchent de l'embouchure de l'estomac. L'œsophage est protégé par une muqueuse qui peut être endommagée par l'usage de drogues, et notamment d'alcool.

L'estomac

Vide, l'estomac a la taille d'une poire. Il sécrète des sucs gastriques très acides, dès que l'on voit, sent ou goûte des aliments, ou même quand on y pense. Lorsque les aliments parviennent dans l'estomac, ce dernier sécrète de l'acide et de nombreux enzymes pour les dissoudre. Chaque enzyme a une fonction distincte, ce qui permet de manger en même temps différents types d'aliments, comme des fruits et de la viande. Certains prétendent à tort que de manger en même temps des aliments différents peut freiner la digestion.

Une muqueuse protège l'estomac contre l'acide qu'il sécrète. Cependant, l'alcool et différents médicaments pris par voie orale peuvent l'endommager et causer un ulcère. L'estomac est un muscle qui peut se détendre et se contracter selon la quantité d'aliments et de liquide qu'il contient. L'estomac ne peut s'étirer en permanence ; plusieurs heures après un repas, il revient à sa taille normale.

L'intestin grêle

La digestion et l'absorption se font surtout dans l'intestin grêle, qui ressemble à un serpentin et qui relie l'estomac au gros intestin. Il mesure environ sept mètres de long et a trois centimètres de diamètre ! Il comprend trois parties : le duodénum, le jéjunum et l'iléum. Pour favoriser l'absorption, il comporte une surface annelée tapissée de villosités. Ces villosités sont des expansions de la muqueuse en doigt de gant, qui absorbent efficacement les éléments nutritifs.

Comme c'est le cas pour l'estomac, l'alcool et certaines drogues peuvent endommager la muqueuse et les villosités intestinales. Elles empêchent ainsi l'absorption des éléments nutritifs et peuvent causer la malnutrition. Pour réparer la muqueuse, il faut renoncer à l'alcool et aux autres drogues et adopter d'excellentes habitudes alimentaires.

Les aliments se déplacent dans le système digestif grâce au péristaltisme, une contraction ondulatoire qui peut se déclencher n'importe où dans l'intestin grêle pour faire avancer les aliments partiellement digérés. Les nombreux enzymes sécrétés dans l'intestin grêle achèvent le processus de dissolution des aliments pour extraire et absorber les éléments nutritifs qu'ils contiennent.

Le gros intestin

Le gros intestin mesure un à deux mètres de long et a quatre centimètres de diamètre. Il s'étend de l'extrémité de l'intestin grêle à l'anus. Le gros intestin joue un rôle essentiellement mécanique et bactérien. Il ne sécrète pas d'enzymes ; seulement du mucus. Les déchets se déplacent dans le gros intestin seulement quelques fois par jour, le plus souvent après le déjeuner (une raison de plus de manger le matin !). C'est d'ailleurs le moment où bien des gens vont à la selle.

Le gros intestin est également rempli de bactéries qui s'attaquent aux aliments non digérés. Ce sont ces bactéries qui fabriquent la vitamine K, qui est ensuite absorbée (pourvu qu'il y ait de la bile dans l'intestin). Certaines composantes des vitamines du complexe B sont produites par les bactéries intestinales. Elles aussi sont absorbées et utilisées par l'organisme.

Les médicaments qui détruisent les bactéries (les antibiotiques) changent la façon dont l'organisme absorbe les éléments nutritifs, ce qui peut entraîner une carence en vitamines et obliger une personne à obtenir un traitement médical.

L'irrigation du côlon est devenue populaire chez les personnes en rétablissement qui veulent se débarrasser des toxines que leur organisme aurait accumulées. Ce « nettoyage » de l'intestin comporte des risques importants pour la santé. L'irrigation peut perforer l'intestin et causer une infection dangereuse, et il faut donc l'éviter, de même que les laxatifs. Ces médicaments peuvent causer de la dépendance, et perturber le cycle d'élimination normal de l'intestin.

L'organisme est en mesure de se nettoyer très efficacement. Adopter un régime riche en fibres provenant des légumes, des fruits et de grain entier et boire de six à huit tasses d'eau par jour est un moyen naturel de garder ses intestins et tout son organisme en bonne santé.

Le foie et la vésicule biliaire

Le foie est un gros organe qui pèse environ 1,5 kg chez l'adulte. Il est constitué d'une foule de très petites cellules qui filtrent le sang. Le foie produit également la bile, qui est à la fois une sécrétion et une excrétion des cellules du foie. Les sels biliaires jouent un rôle important dans la digestion.

Ces sels commencent par décomposer les matières grasses en les émulsionnant, facilitant ainsi l'action des enzymes. Ensuite, ils contribuent à l'absorption des acides gras dans l'intestin. Entre les repas, la bile est emmagasinée dans la vésicule biliaire. L'alcool et les autres drogues entravent le processus d'absorption et de sécrétion, ce qui cause du tort à l'organisme.

Le foie élimine de l'organisme les substances toxiques telles que l'alcool et les autres drogues ; il sert également de réservoir d'éléments nutritifs. Le foie s'emploie activement à purifier et à nettoyer le sang, selon la quantité d'alcool et de drogues absorbée.

Il se produit des dommages lorsque la quantité d'alcool et de drogues consommée dépasse la capacité de détoxication du foie. Un problème appelé stéatose hépatique peut se produire lorsque les cellules du foie sont incapables d'éliminer la substance toxique assez rapidement et commencent à se remplir de matières grasses. Sans traitement, il peut mener à une cirrhose, c'est-à-dire à la destruction irréversible des parties touchées du foie.

Pour rétablir le foie, il faut adopter un régime alimentaire équilibré et varié. Les modules *Les graisses alimentaires et la santé*, *Le rôle des fibres dans le rétablissement* et *Le rôle des antioxydants dans le rétablissement* traitent du rétablissement du système digestif.

CONCLUSIONS

Nous venons de passer brièvement en revue le système digestif et les effets de certaines substances sur la digestion. L'importance de la nutrition dans le processus de rétablissement est évidente. En suivant les lignes directrices énoncées dans le présent module, les clients pourront commencer à se rétablir. Ce module se révèle très efficace, surtout au début du processus de rétablissement. Il représente une bonne introduction au module *Bien manger pour mieux se porter.*

PLAN DE LEÇON : La toxicomanie et le système digestif

Note à l'intention de l'animateur

Le présent module donne une vue d'ensemble des effets de l'alcool et des autres drogues sur l'organisme. Pour favoriser la participation et la compréhension des participants, évitez d'utiliser des termes techniques. Ce module est un bon accompagnement pour le module *Bien manger pour mieux se porter*.

Objectif

- Connaître l'effet de différentes substances sur le système digestif et sur l'état nutritionnel.

DÉROULEMENT

- Servez-vous de l'illustration du système digestif pour parler des moyens de faciliter le rétablissement des différents systèmes grâce à une bonne alimentation.

Questions à poser aux participants :

1. D'après vous, quel est le rôle de chaque composante du système digestif ?

2. Que se passe-t-il dans votre bouche quand vous commencez à manger ? À quoi sert la salive ?

3. D'après vous, quelle est la taille de votre estomac ? L'estomac peut-il s'étirer ? Si vous buviez un verre de jus de citron, votre estomac se contracterait-il, un peu comme le ferait votre bouche ?

4. Qu'est-ce qui permet la décomposition des aliments dans l'estomac ?

5. D'après vous, quelle est la longueur des intestins ?

6. Que se passe-t-il dans les intestins ? Si le gros intestin a pour rôle de faire sortir les déchets, comment faire pour en assurer le fonctionnement régulier ? Qu'en est-il de l'irrigation du côlon ? Qu'en est-il des laxatifs ?

Les aliments et l'humeur

Documents à distribuer

- Quoi manger pour améliorer sa vivacité et sa concentration
- Quoi manger pour se calmer et se détendre
- Exemple de menu visant à tirer le plus grand profit des neuro-transmetteurs
- Conseils alimentaires pour régulariser l'humeur pendant le rétablissement d'une toxicomanie

LÉGENDE	
▷	**Attention**
🗎	**Autre lecture**

Les aliments et l'humeur

Le présent module devrait être présenté uniquement par un professionnel de la santé ayant une bonne connaissance de la documentation sur les aliments et la chimie du cerveau (il est fortement recommandé de faire appel à un diététiste).

La toxicomanie cause un important déséquilibre nutritionnel dans l'organisme, et notamment dans le cerveau. Les aliments que l'on mange peuvent avoir de nombreux effets sur l'organisme. Il existe des indications selon lesquelles les aliments peuvent influer sur la chimie du cerveau ; cependant, on n'a pas encore démontré de façon décisive qu'il y a un lien entre l'alimentation et l'humeur chez l'être humain. Toute l'activité cérébrale repose sur l'alimentation. Ainsi, des scientifiques ont observé que l'équilibre chimique du cerveau change après la consommation de certains aliments. On sait également que l'organisme fabrique certaines substances, appelées neurotransmetteurs, à partir des éléments nutritifs.

Il peut se révéler très utile de savoir comment le cerveau réagit à différents aliments. Le présent module vise à aider les personnes qui se remettent d'une toxicomanie à rééquilibrer la chimie de leur cerveau par la nutrition. Il y a lieu toutefois de souligner que cette notion est relativement nouvelle et reste encore à approfondir.

LA TOXICOMANIE ET L'HUMEUR

L'alcool et les autres drogues entravent le fonctionnement normal de substances cérébrales appelées neurotransmetteurs, qui régissent une variété de signaux qu'envoie le cerveau, notamment l'humeur et l'appétit. Certaines drogues accélèrent la sécrétion de neurotransmetteurs ou amplifient leur action, causant temporairement une vivacité ou un plaisir accru.

Ainsi, l'action de la cocaïne sur les neurotransmetteurs peut causer de l'euphorie, de l'excitation, une vivacité accrue, une respiration irrégulière, une hausse de la tension artérielle et un risque accru d'accident cérébrovasculaire. La consommation d'alcool, qui procure d'abord de l'euphorie, cause peu après un effet déprimant. Les effets de l'alcool sont systémiques : accélération du rythme cardiaque et respiratoire, dommages au foie, au système digestif et au cœur.

L'usage chronique d'alcool et d'autres drogues fait en sorte que le cerveau ne peut répondre à la demande accrue de neurotransmetteurs, dont le niveau devient très bas et nuit ainsi à l'humeur et à l'appétit. Pour ressentir à nouveau les effets physiques et physiologiques recherchés, il faut donc prendre plus de drogue. C'est ce qui se produit notamment avec la cocaïne.

Chaque fois qu'une drogue est consommée, ses effets s'émoussent, et les neurotransmetteurs sont utilisés plus vite qu'ils ne sont produits. Ce phénomène stimule la consommation de drogue ou d'alcool. Pendant le traitement, les clients peuvent ressentir une envie intense de prendre la drogue dont ils sont dépendants. Une intervention nutritionnelle se révèle alors utile pour calmer ces envies et rétablir les niveaux normaux de neurotransmetteurs dans le cerveau.

RUDIMENTS DE LA CHIMIE DU CERVEAU

Les neurotransmetteurs sont les principales substances utilisées par les cellules nerveuses pour communiquer entre elles et avec les organes du corps. Ils sont stockés dans les terminaisons nerveuses, et sont libérés au besoin. La fluctuation des niveaux de neurotransmetteurs peut avoir un effet direct sur l'humeur. La dopamine, la noradrénaline et la sérotonine sont des exemples de neuro-transmetteurs que des drogues telles que l'alcool, la cocaïne et les opiacés peuvent épuiser.

La dopamine régit les fonctions musculaires et intervient également dans l'attention et la motivation. Un niveau insuffisant de dopamine peut causer des tremblements et réduire la capacité d'attention et la motivation.

La noradrénaline régit l'humeur (joie, tristesse), la vivacité et l'endurance. Un niveau insuffisant de noradrénaline peut causer de la dépression et de la fatigue.

La sérotonine régit le sommeil, l'appétit, la sensibilité à la douleur et le traitement de l'information sensorielle comme la vue, l'ouïe et le toucher. Un niveau insuffisant de sérotonine dans le cerveau peut perturber l'humeur en causant une insomnie chronique, des troubles de l'alimentation, une faible sensibilité à la douleur et des problèmes sensoriels.

LES ALIMENTS ET LE CERVEAU

Plusieurs études ont démontré l'effet des aliments sur le cerveau. Dans certains cas, il est possible d'élaborer un plan de repas adapté à des besoins énergétiques particuliers. Par exemple, pour pouvoir se concentrer et avoir de l'énergie, il faut prendre des aliments différents de ceux qui favorisent le calme et la détente.

Le lien entre les aliments et la chimie du cerveau procède du fait que les substances présentes dans le cerveau sont des molécules à base de protéines. Cela ne veut pas dire pour autant qu'il suffit de manger des protéines pour rétablir le niveau des neurotransmetteurs, car ceux-ci sont constitués à partir d'un éventail équilibré d'éléments nutritifs se trouvant dans les aliments.

Les protéines

Un repas ou une collation riche en protéines peut modifier l'équilibre des neurotransmetteurs dans le cerveau. Les protéines consommées sont décomposées pour obtenir des aminoacides, leurs constituants de base. Le tryptophane et la tyrosine sont deux des aminoacides que contiennent les protéines. La tyrosine est présente dans les aliments riches en protéines : la plupart des poissons, le poulet, la viande, les légumineuses comme les pois et les haricots, les produits laitiers, le tofu et les œufs. L'organisme utilise la tyrosine pour fabriquer de la noradrénaline et de la dopamine, les neurotransmetteurs qui favorisent la concentration et la vivacité.

Le tryptophane est l'aminoacide le plus rare, et il parvient très difficilement au cerveau. Il sert à fabriquer la sérotonine, neurotransmetteur qui régit le sommeil, l'appétit, la sensibilité à la douleur et la perception sensorielle. Un repas à forte teneur en glucides permet de réduire la concurrence entre le tryptophane et les autres aminoacides et lui donne un accès plus facile au cerveau, où il pourra produire de la sérotonine. Les aliments riches en protéines entravent l'action du tryptophane car les autres aminoacides contenus dans les protéines sont plus nombreux et parviennent plus facilement au cerveau. Le meilleur moyen d'assimiler le tryptophane consiste à prendre un repas ou une collation riche en glucides mais faible en protéines.

Il est déconseillé de prendre des suppléments d'aminoacides, car peu de recherches scientifiques ont été menées sur la sécurité de ces produits.

Les glucides

Comme nous venons de l'indiquer, un repas ou une collation riche en glucides peut rehausser le niveau de tryptophane dans le cerveau. Une fois dans le cerveau, le tryptophane stimule pendant quelques heures la production de grandes quantités de sérotonine. La sérotonine supprime l'appétit. Ainsi, à mesure que le niveau de sérotonine augmente, l'appétit, et particulièrement l'envie de consommer des aliments riches en glucides, baisse jusqu'au prochain repas ou collation. Certains aliments contiennent de la sérotonine, mais sous cette forme elle ne peut être assimilée par le cerveau et, par conséquent, n'influe pas sur l'humeur.

L'amidon et le sucre sont deux types de glucides contenus dans les aliments. L'amidon se trouve dans certains fruits et légumes et dans les produits céréaliers. Le sucre est présent à l'état naturel dans les fruits ainsi que dans les aliments transformés comme les boissons gazeuses, les bonbons, le chocolat, le sucre de table, les sirops et les confitures. Par rapport à l'amidon, le sucre détend et supprime l'appétit plus rapidement et pendant une courte période, c'est-à-dire environ 15 minutes.

L'amidon est un meilleur choix que le sucre pour calmer l'appétit et favoriser la détente et le sommeil.

Les envies de sucreries sont généralement causées par une insuffisance de sérotonine. Un repas ou une collation riche en glucides peut relever le niveau de sérotonine et favoriser la détente. Cependant, il peut être néfaste de succomber à l'envie de manger des aliments riches en glucides qui contiennent beaucoup de sucre et de gras. Les aliments de ce genre peuvent causer un gain de poids.

Les vitamines B

Les vitamines B sont une famille d'éléments nutritifs qui interviennent dans la formation des neurotransmetteurs. L'abus d'alcool et d'autres drogues peut causer une grave carence en vitamines B. Solubles dans l'eau, ces vitamines doivent être renouvelées tous les jours par la consommation d'aliments riches en vitamines B. Les clients en rétablissement devraient consommer de tels aliments, comme le grain entier, les légumes verts à feuilles, les fruits frais et les produits laitiers.

LES ALIMENTS ET L'HUMEUR

Les clients en rétablissement doivent également commencer le plus tôt possible à manger des aliments qui favorisent l'équilibre alimentaire et stabilisent la chimie du cerveau, pour entreprendre le processus de guérison et éviter des problèmes telles que les envies. Nous traitons plus loin de certains changements alimentaires qui pourraient favoriser une meilleure humeur.

Les repas et collations riches en protéines élèvent le niveau de dopamine et de noradrénaline et, par conséquent, l'énergie et la capacité de concentration. Bon nombre de personnes ont dit avoir pu améliorer leur concentration en modifiant leur alimentation de façon à prendre de petites quantités de protéines tout au long de la journée, et de plus grandes quantités de glucides en fin de journée. La consommation d'aliments riches en protéines en début de journée, c'est-à-dire au déjeuner et au dîner, donne de l'énergie et permet de bien se concentrer. Un déjeuner riche en protéines serait donc stimulant. Cependant, s'il est riche en glucides, il pourrait pousser la personne à prendre de la caféine pour compenser la sensation de calme et de détente que lui procurent les glucides. Voir les documents « Quoi manger pour améliorer sa vivacité et sa concentration » et « Quoi manger pour se calmer et se détendre ».

LES ALIMENTS ET L'APPÉTIT

Les aliments influent non seulement sur l'humeur, mais également sur l'appétit, indépendamment de la faim. La noradrénaline et la sérotonine sont des neurotransmetteurs qui peuvent influer sur l'appétit et le désir de manger plus. Quand on mange des glucides, le niveau de sérotonine augmente dans le cerveau et réduit le désir de manger plus. On commence à se sentir rassasié et à reprendre de la vivacité grâce à l'énergie contenue dans les repas.

La consommation de protéines fait augmenter le niveau de noradrénaline dans le cerveau de même que le désir de manger. On mange plus. Paradoxalement, un repas ou une collation riche en protéines procure une sensation de satiété, tout en stimulant le désir de manger. De toute évidence, il reste bien des mystères à élucider en ce qui concerne le lien entre l'alimentation et l'humeur.

CONSEILS ALIMENTAIRES À L'INTENTION DES CLIENTS EN RÉTABLISSEMENT

Pendant les premiers mois de leur rétablissement, les clients devraient manger des aliments riches en éléments nutritifs, afin de rééquilibrer la chimie de leur cerveau. Les clients qui ont des antécédents de polytoxicomanie, d'alcoolisme, de mauvaise alimentation et de problèmes médicaux jumelés pourraient avoir des besoins nutritionnels qui vont au-delà d'un régime équilibré normal. Un diététiste devrait faire une évaluation nutritionnelle pour déterminer si ces personnes ont besoin de suppléments alimentaires ou de repas spécialement planifiés.

Le document à distribuer intitulé « Conseils alimentaires pour régulariser l'humeur pendant le rétablissement d'une toxicomanie » contient des recommandations précises visant à rétablir l'équilibre de la chimie du cerveau et de l'humeur.

Voir le document « Exemple de menu visant à tirer profit des neurotransmetteurs » qui contient des idées pour le déjeuner, la collation du matin et le dîner.

CONCLUSIONS

En apprenant les liens entre l'humeur et l'alimentation, les clients comprennent mieux les changements qu'ils ressentent, et souhaiteront peut-être apprendre comment ils peuvent modifier leur humeur au moyen des aliments. Ce module précède logiquement plusieurs autres tels que *Les graisses alimentaires et la santé* et *Le rôle des fibres dans le rétablissement*. Pour les femmes en rétablissement, il est bon de passer ensuite au module *La santé des femmes en rétablissement*.

PLAN DE LEÇON : Les aliments et l'humeur

Note à l'intention ou de l'animateur

▷ Ce module vise à aider les clients en rétablissement d'une toxicomanie à rééquilibrer la chimie de leur cerveau. Comme ce module est particulièrement difficile, il est recommandé d'obtenir l'aide d'un diététiste ou d'un professionnel de la santé lors de l'exposé. Les clients qui sont incapables de suivre ces directives devraient être dirigés vers un diététiste ou un médecin pour évaluation.

Objectifs

1. Connaître les effets de l'alcool et des autres drogues sur la chimie du cerveau.

2. Comprendre le lien entre l'alimentation et l'équilibre des substances chimiques cérébrales qui influent sur l'humeur et l'appétit.

3. Faire des choix alimentaires qui favorisent l'équilibre cérébral.

Documents à distribuer

- Quoi manger pour améliorer sa vivacité et sa concentration

- Quoi manger pour se calmer et se détendre

- Exemple de menu visant à tirer le plus grand profit des neurotransmetteurs

- Conseils alimentaires pour régulariser l'humeur pendant le rétablissement d'une toxicomanie

DÉROULEMENT

OBJECTIF 1

- Discutez du lien entre l'usage de drogues et l'humeur.

- Discutez du lien entre l'usage de drogues et la chimie du cerveau.

- Donnez un aperçu des neurotransmetteurs dans le cerveau d'une personne non toxicomane puis des effets de la toxicomanie sur ces substances.

OBJECTIF 2

Questions à poser aux participants :

Vous êtes-vous déjà senti plus en forme ou plus fatigué après avoir mangé certains aliments ? Parlez de votre expérience.

- Discutez du lien entre les aliments et la chimie du cerveau au moyen des documents « Quoi manger pour se calmer et se détendre » et « Quoi manger pour améliorer sa vivacité et sa concentration ».

OBJECTIF 3

- Utilisez le document à distribuer « Exemple de menu visant à tirer profit des neurotransmetteurs » pour discuter des moyens de modifier l'humeur et l'appétit par l'alimentation.

- Avec le document à distribuer « Conseils alimentaires pour régulariser l'humeur pendant le rétablissement d'une toxicomanie », encouragez les participants à améliorer leur santé et leur bien-être.

- Demandez aux participants de planifier un déjeuner riche en protéines. Demandez-leur de l'essayer le lendemain et de faire part de leurs impressions au groupe. Faites de même avec une collation riche en glucides prise pendant la soirée.

Quoi manger pour se calmer et se détendre

Ce que l'on mange peut modifier l'équilibre des substances du cerveau qui régissent l'appétit et l'humeur. Apprenez comment votre régime alimentaire peut changer votre façon de voir l'alimentation et votre estime de soi.

La consommation de glucides fait augmenter la quantité de l'aminoacide tryptophane dans le cerveau. À son tour, le tryptophane fait augmenter la concentration de sérotonine, un neurotransmetteur qui donne de l'appétit et un sentiment de plaisir, de calme et de détente. Il est difficile d'alimenter le cerveau en tryptophane. On peut y arriver en prenant un repas ou une collation riche en glucides, qui permettra par le fait même de maîtriser l'appétit et d'améliorer l'humeur. La consommation de protéines ne permet pas d'obtenir ce résultat.

Les aliments suivants, qui contiennent des glucides, procurent un sentiment de plaisir, de calme et de détente, tout en contribuant à maîtriser l'appétit.

- Tous les fruits et légumes, et particulièrement les bananes, les avocats, les prunes rouge et bleue, les dates, les aubergines, les papayes, les fruits de la passion, les ananas, les bananes plantains, les tomates et les pommes de terre.

- Tous les produits céréaliers, notamment le pain, les céréales, le riz et les pâtes alimentaires.

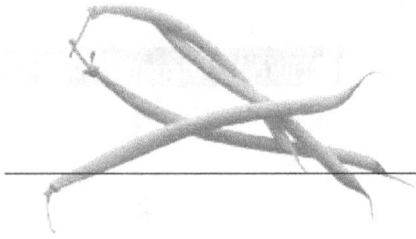

Quoi manger pour améliorer sa vivacité et sa concentration

En prenant un repas ou une collation qui contient à la fois des protéines et les glucides, on peut modifier considérablement le fonctionnement du cerveau. Voici comment :

Après un repas ou une collation riche en protéines, le cerveau est inondé de tyrosine, un aminoacide qui cause une sécrétion accrue de noradrénaline et de dopamine. Si le repas ou la collation sont également riches en glucides, le taux de tyrosine dans le sang augmente. Ces neurotransmetteurs contribuent à actionner les cellules du cerveau qui régissent l'énergie, la concentration et la vivacité.

Pour avoir plus d'énergie et de concentration, choisissez les aliments suivants qui sont riches en protéines :

- la plupart des poissons, comme le thon en conserve à l'huile, l'hoplostète orange (orange roughy), de même que les crustacés et coquillages comme les huîtres et les myes

- le poulet sans peau

- la viande très maigre

- les légumineuses comme les pois et les haricots

- le fromage cottage à faible teneur en gras, le yogourt, les fromages à pâte dure, le lait écrémé ou à 1 %, le tofu ou les œufs préparés sans graisse

REMARQUE : Les aliments riches en gras contraignent l'organisme à emmagasiner du gras, ce qui contribue à l'obésité. À poids égal, les matières grasses contiennent deux fois plus de calories que les glucides ou les protéines.

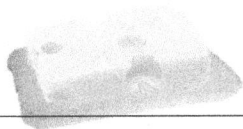

Exemple de menu visant à tirer le plus grand profit des neurotransmetteurs

Déjeuner (énergie)

- céréales entières avec 250 ml (1 tasse) de lait écrémé ou à faible teneur en gras
- restes du souper de la veille, pourvu qu'ils contiennent des protéines
- un œuf brouillé avec du pain grillé (grains entiers) et fruits frais
- 250 ml (1 tasse) de fromage cottage avec fruits et bagel de grains entiers

Ajoutez du pain de grains entiers, des fruits frais ou du jus si désiré. Trois ou quatre heures après le déjeuner, prenez une collation riche en protéines.

Collation du matin riche en protéines (énergie)

Prenez de petites portions. Par exemple, une collation de noix ou de graines devrait être d'environ un quart de tasse (huit à dix noix). Voici des portions recommandées pour d'autres aliments :

- 30 g (1 oz) de fromage et deux ou trois craquelins
- 250 ml (1 tasse) de lait écrémé ou 1 %
- 175 ml (3/4 tasse) de yogourt à faible teneur en gras

Dîner riche en protéines (énergie)

Choisissez l'un des trois plats suivants :

- 90 à 120 g (3 ou 4 oz) de thon (à l'huile) sur du pain de grains entiers
- 90 à 120 g (3 ou 4 oz) de poulet sans peau sur un bagel de blé entier
- 90 à 120 g (3 ou 4 oz) de rosbif sur du pain de grains entiers

Prenez également une salade de haricots, du lait à faible teneur en gras ou des légumes pour obtenir des éléments nutritifs supplémentaires qui faciliteront votre rétablissement. Trois ou quatre heures après le dîner, prenez une collation riche en protéines.

Collation de l'après-midi riche en protéines (endurance mentale)

Voici quelques exemples de collation :

- 175 ml (3/4 tasse) de yogourt sans gras
- 2 craquelins de grains entiers avec 30 g (1 oz) de fromage à faible teneur en gras
- 1/2 sandwich de grains entiers avec 30 à 40 g (1 à 1 1/2 oz) de poulet sans peau, 15 ml (1 cuil. à soupe) de beurre d'arachide ou 30 g (1 oz) de fromage

Souper riche en glucides (calme, détente)

Un repas riche en glucides favorise la détente et le sommeil.

- pâtes avec sauce tomate ou marinara
- pommes de terre au four (farcie d'un peu de fromage) et salade
- crêpes ou gaufres avec fruits
- sauté avec riz ou pâtes

Ajoutez une petite quantité de viande (30 g ou moins), des légumes, une salade, du pain de grains entiers, du lait et des fruits frais.

Collation riche en glucides après le souper (détente, sommeil)

Ces collations favorisent la détente et le sommeil

- muffin à faible teneur en gras (aux bleuets, au son ou au maïs)
- sorbet
- muffin anglais grillé avec confiture
- céréales chaudes avec cassonade
- maïs soufflé à l'air chaud
- fruits frais
- bagel avec du miel

Assurez-vous que votre menu quotidien suit les lignes directrices du *Guide alimentaire canadien pour manger sainement :*

- 5 à 12 portions de produits céréaliers
- 5 à 10 portions de légumes et de fruits
- 2 ou 3 portions de produits laitiers
- 2 ou 3 portions de viande ou de substituts

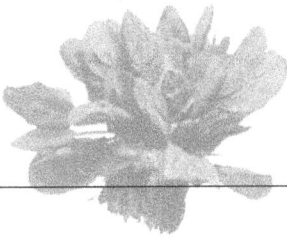

Conseils alimentaires pour régulariser l'humeur pendant le rétablissement d'une toxicomanie

Mangez des aliments riches en vitamine B pour rééquilibrer vos réserves d'éléments nutritifs. On en trouve dans les légumes verts à feuilles comme les épinards, le chou vert frisé et la laitue romaine, d'autres légumes verts tels que le brocoli et les asperges, le porc, le poulet, les crustacés et coquillages, les céréales entières, les œufs, le beurre d'arachide, les lentilles et les légumineuses comme les haricots rouges et les pois chiches, ainsi que les oranges.

Prenez un déjeuner, un dîner et des collations riches en protéines. Les œufs, le lait, le fromage, les viandes maigres, le poisson, la volaille, les légumineuses, les noix et les graines sont d'excellentes sources de protéines. Inutile d'en prendre de grosses portions : environ deux onces de viande (soit la taille d'un jeu de cartes) ou 60 grammes (1/4 de tasse) de noix ou de graines suffisent. Essayez de manger des aliments variés.

Les céréales et le pain de grains entiers, les pâtes, le riz, les légumes, les fruits et certains produits alimentaires comme le lait écrémé et 1 % et certains fromages contiennent peu de matières grasses et sont d'excellentes sources de glucides. Ils devraient compter pour 55 à 60 p. 100 de votre apport calorique quotidien.

Mangez régulièrement pour procurer à votre organisme une source constante d'énergie. En prenant quelque chose toutes les trois ou quatre heures, vous stabiliserez votre énergie et échapperez aux envies de sucreries, d'alcool et d'autres drogues.

Limitez votre consommation de sucre pour éviter des fluctuations soudaines de votre niveau d'énergie. Certaines boissons, comme les boissons gazeuses, donnent soif car leur forte teneur en sucre a un effet déshydratant. En effet, une canette de 355 ml (12 oz) de boisson gazeuse contient environ 36 grammes (9 cuil. à thé) de sucre. Les boissons gazeuses « diète » ne contiennent pas de sucre et n'ont aucune valeur nutritive ; par contre, elles peuvent contenir de la caféine. L'eau ordinaire ou gazéifiée ou les jus de fruits dilués avec de l'eau gazéifiée sont préférables.

Limitez votre consommation de matières grasses. Bien des aliments transformés et produits de grignotage procurent beaucoup de calories et de matières grasses et peuvent causer un gain de poids. Le module *Les graisses alimentaires et la santé* propose des conseils pour réduire la consommation de matières grasses.

Les graisses alimentaires et la santé

Matériel nécessaire

- Échantillons de divers produits alimentaires contenant des matières grasses

Documents à distribuer

- Mythes concernant les matières grasses
- Comment repérer les matières grasses dans les aliments : tableau d'information nutritionnelle
- Conseils pour réduire sa consommation de matières grasses
- Les matières grasses à choisir... et à éviter

Autres ressources

Voir l'annexe pour savoir comment obtenir les documents suivants.

- *Guide alimentaire canadien pour manger sainement,* Santé Canada
- *Les matières grasses : avez-vous votre compte ?,* Société canadienne du cancer
- *Tips for Low-Fat Cooking,* hygiénistes alimentaires publics de la ville de North York
- *Parlons gras*
- *Parlons gras II*

LÉGENDE	
▷	**Attention**
	Autre lecture

Les graisses alimentaires et la santé

Les clients en rétablissement courent un risque accru de maladies cardiovasculaires, de cancer, de maladie du foie et d'autres déséquilibres endocriniens en raison d'une altération du métabolisme des glucides et des matières grasses et des dommages cellulaires causés par l'alcoolisme ou une toxicomanie.

Au début de leur rétablissement, de nombreux clients prennent du poids en raison de choix alimentaires peu judicieux ou d'envies de sucreries. La surconsommation d'alcool peut également causer un gain de poids, car les calories supplémentaires que procure l'alcool peuvent être emmagasinées sous forme de matières grasses dans l'organisme. À cause de ce gain de poids, les clients peuvent perdre leur estime de soi du fait qu'ils n'aiment pas leur apparence, éprouver des sentiments accrus de dépression et de fatigue et courir un risque plus élevé de rechute.

Bon nombre de clients ne savent pas comment faire des choix alimentaires sains et sont vulnérables aux allégations nutritionnelles trompeuses qui peuvent nuire à leur santé. Le présent module propose des conseils pratiques pour réduire la consommation totale de matières grasses.

POURQUOI A-T-ON BESOIN DE MATIÈRES GRASSES ?

Les matières grasses sont essentielles à la vie, et ne peuvent être éliminées d'un régime alimentaire sain. Certains types de graisses alimentaires peuvent contribuer à la santé du cœur et réduire ou prévenir certains cancers. Les matières grasses fournissent une isolation, contribuent à l'acheminement des vitamines et régularisent les hormones.

Cependant, un régime riche en matières grasses peut augmenter le taux de cholestérol, causer un gain de poids et imposer du stress au cœur. Il est souhaitable de connaître les facteurs qui posent un risque de maladie cardiovasculaire.

Un régime dépourvu de matières grasses ou axé exclusivement sur les aliments sans gras ou à faible teneur en gras n'est pas propice à la santé. Tout le monde cherche à réduire sa consommation de matières grasses tout en mangeant une variété d'aliments. Il s'agit donc de trouver un équilibre entre la réduction des matières grasses et un régime alimentaire varié. De nombreux documents fiables proposent des moyens d'y parvenir ; ils sont énumérés dans le plan de leçon accompagnant le présent module.

LES TYPES DE MATIÈRES GRASSES

Chaque type de matières grasses a des effets différents sur le taux de cholestérol sanguin et sur la santé générale du cœur. Santé Canada recommande aux adultes une consommation de matières grasses ne dépassant pas 30 p. 100 de l'apport calorique quotidien, avec pas plus de 10 p. 100 de matières grasses saturées. Parmi les types de matières grasses, on relève les matières grasses saturées, polyinsaturées et monoinsaturées et le cholestérol. En outre, les matières grasses peuvent être hydrogénées ou non hydrogénées. L'hydrogénation transforme le gras liquide, comme l'huile de colza, en gras solide comme la margarine. Ce processus peut créer un autre type de matières grasses, les acides gras trans. Les gras trans font monter le taux de cholestérol dans le sang.

Matières grasses saturées, polyinsaturées et monoinsaturées

La différence entre les matières grasses saturées, polyinsaturées et mono-insaturées réside dans le nombre d'atomes d'hydrogène dans chacune des molécules de gras. Cette différence chimique d'apparence simple détermine les risques et les avantages pour la santé de chaque type de gras. Les matières grasses saturées (c'est-à-dire saturées d'hydrogène) sont généralement sous forme solide à la température de la pièce. Mentionnons comme exemples des graisses d'origine animale comme le saindoux et le beurre, et des graisses d'origine végétale comme l'huile de noix de coco et l'huile de palme. Ces matières grasses font augmenter le taux de « mauvais » cholestérol et diminuer le taux de « bon » cholestérol.

Les matières grasses polyinsaturées (dont les molécules comptent au moins deux atomes d'hydrogène de moins que les molécules des gras saturés) se trouvent dans les huiles qui sont sous forme liquide à la température de la pièce, comme les huiles de carthame, de maïs et de tournesol. Lorsqu'elles remplacent des graisses saturées, les graisses polyinsaturées peuvent réduire le taux global de cholestérol.

Les matières grasses monoinsaturées (dont les molécules ne comptent qu'une paire d'atomes d'hydrogène de moins que les molécules de gras saturés) sont les plus bénéfiques, car elles contribuent à abaisser le taux de « mauvais » cholestérol et à augmenter le taux de « bon » cholestérol. Les huiles d'olive, d'arachide et de colza sont des exemples de matières grasses monoinsaturées. L'étiquette du produit indique s'il contient des matières grasses saturées, polyinsaturées ou monoinsaturées. Nous traiterons des étiquettes plus en profondeur dans un module ultérieur.

Le cholestérol

Le cholestérol existe à l'état naturel chez les animaux ; il est essentiel à la vie. Environ 80 p. 100 du cholestérol est fabriqué par le foie, et le reste provient de l'alimentation. Le cholestérol HDL (à lipoprotéines de haute densité) est appelé « bon » cholestérol, car il peut renverser le processus de formation de dépôts de cholestérol dans les artères. Il n'y en a pas dans les aliments ; c'est l'organisme qui en fabrique. Sa production peut être stimuleé par l'exercice et par une plus grande consommation de légumes et de fruits. Le cholestérol LDL (à lipo-protéines de basse densité) provient des aliments et est appelé « mauvais » cholestérol parce qu'il peut causer la formation de dépôts qui collent aux parois internes des artères. Ces dépôts peuvent empêcher le sang de circuler normale-ment et causer des crises cardiaques et des accidents cérébrovasculaires.

Le cholestérol est présent dans la viande, la volaille et les produits d'origine animale comme les œufs, le lait et le fromage. Sa présence est habituellement indiquée sur l'étiquette des produits alimentaires.

Autres matières grasses

Les acides gras trans se trouvent dans les produits transformés. Ils font monter le taux du « mauvais » cholestérol et peuvent réduire le taux de « bon » cholestérol. On fabrique ce type de gras en exposant de l'huile végétale à de l'hydrogène pour la rendre solide, comme par exemple la margarine. Malheureusement, ce processus rend la graisse végétale plus proche de la graisse animale quant à ses effets sur l'organisme. En effet, l'hydrogénation détruit les qualités de la graisse végétale et lui donne les propriétés néfastes de la graisse animale.

Il y a des acides gras trans dans les aliments transformés comme les margarines hydrogénées, certains fromages et les aliments préparés cuits comme les biscuits, les tartes et les craquelins. Leur présence n'est pas indiquée sur l'étiquette des produits alimentaires mais elle peut être identifiée si la liste d'ingrédients fait mention d'huile végétale « partiellement hydrogénée ».

Les acides gras oméga 3 sont un type d'acides gras polyinsaturés que l'on trouve dans des poissons tels que le saumon, le maquereau et les sardines, de même que dans les noix et les graines. Ils ont un effet bénéfique sur le cœur.

COMMENT CONNAÎTRE LA QUANTITÉ ET LA NATURE DES MATIÈRES GRASSES DANS LES ALIMENTS

Les graisses alimentaires sont parfois visibles, comme dans le cas du beurre et de la margarine, parfois invisibles, comme dans le cas des gâteaux, des croustilles et d'aliments transformés. Les consommateurs peuvent lire le tableau d'information nutritionnelle sur les étiquettes de produits alimentaires pour déterminer la quantité de matières grasses dans les aliments, le type de matières grasses ainsi que la teneur en vitamines et en autres éléments nutritifs. Les listes d'ingrédients peuvent également révéler certains types de matières grasses qui ne sont pas mentionnés dans le tableau d'information nutritionnelle. Le document « Information nutritionnelle » à distribuer donne un exemple de tableau imprimé sur une boîte de céréales au son.

CONSEILS POUR UN MODE DE VIE SAIN

Le *Guide alimentaire canadien pour manger sainement* recommande de choisir des aliments à faible teneur en matières grasses et à forte teneur en fibres. Cependant, la quantité d'aliments à consommer varie selon la personne. C'est pourquoi le Guide suggère un éventail de portions pour chacun des quatre groupes alimentaires. Par exemple, la plupart des adultes prendront le nombre intermédiaire de portions. Cependant, certains clients en rétablissement ont des besoins nutritionnels plus importants et devraient choisir le nombre de portions le plus élevé. Le *Guide alimentaire canadien pour manger sainement* recommande également de réduire sa consommation de matières grasses et de choisir des aliments à faible teneur en matières grasses dans les quatre groupes alimentaires, c'est-à-dire des produits céréaliers, des fruits et légumes, des produits laitiers ainsi que de la viande et des substituts. Il est préférable de limiter sa consommation d'aliments riches en matières grasses comme la margarine, le beurre, la mayonnaise, les croustilles, les tablettes de chocolat, les pâtisseries et les beignets.

CONCLUSIONS

En montrant aux clients comment suivre ces recommandations, on peut améliorer leur bien-être général et réduire leur risque de maladie cardiovasculaire, de cancer, de maladie du foie et d'autres problèmes de santé. Des conseils pour réduire la consommation de matières grasses sont fournis dans le document à distribuer « Conseils pour réduire sa consommation de matières grasses ».

PLAN DE LEÇON : Les graisses alimentaires et la santé

Note à l'intention de l'animateur

L'objectif de cette leçon consiste à aider les clients à passer des étapes préliminaires du changement des habitudes alimentaires à l'étape de l'action. Insistez sur les choix qui s'offrent à eux et montrez-leur comment adopter un mode de vie sain en tenant compte des renseignements fournis sur les matières grasses. Cette séance devrait proposer une approche positive à la réduction des matières grasses dans le cadre d'un plan de repas sain.

Objectifs

1. Pouvoir distinguer les mythes des réalités en ce qui concerne les matières grasses.

2. Pouvoir décrire les différents types de matières grasses, leur rôle dans la santé et les sources de matières grasses dans l'alimentation.

3. Connaître les conseils visant à réduire sa consommation de matières grasses.

Documents à distribuer

- Mythes concernant les matières grasses

- Comment repérer les matières grasses dans les aliments : tableau d'information nutritionnelle

- Conseils pour réduire sa consommation de matières grasses

- Les matières grasses à choisir... et à éviter

Autres ressources

Voir l'annexe pour savoir comment obtenir les documents suivants.

- *Guide alimentaire canadien pour manger sainement*

- *Les matières grasses : avez-vous votre compte ?*

- *Tips for Low-Fat Cooking*

- *Parlons gras*

- *Parlons gras II*

Matériel nécesssaire

- Échantillons de divers produits alimentaires contenant des matières grasses

DÉROULEMENT

OBJECTIF 1

• Discutez des mythes courants sur les matières grasses en vous servant du document à distribuer « Mythes concernant les matières grasses ».

• Lancez un débat sur les pressions sociales et leur influence sur le choix des aliments. Encouragez les clients à rechercher la variété et l'équilibre et à exercer leur liberté de choix pour planifier leurs repas, en tenant compte de leurs besoins énergétiques.

OBJECTIF 2

• Pourquoi a-t-on besoin de matières grasses ?

• Lancez une discussion sur les différents types de matières grasses et sur leur rôle.

• Discutez du rôle de ces formes de matières grasses dans la santé.

• Utilisez le document à distribuer « Comment repérer les matières grasses dans les aliments : tableau d'information nutritionnelle » et des échantillons de différents produits alimentaires sur lesquels est indiqué le nombre de grammes de matières grasses pour apprendre aux clients à reconnaître la teneur en matières grasses.

OBJECTIF 3

• Utilisez l'exemple d'étiquette de produit alimentaire pour aider les participants à connaître la composition de leurs aliments (glucides, protéines, matières grasses, vitamines, minéraux et eau).

• Utilisez le document à distribuer « Les matières grasses à choisir... et à éviter » pour encourager les clients à commencer à réduire leur consommation de matières grasses.

• Distribuez aux clients le document « Les matières grasses à choisir... et à éviter ».

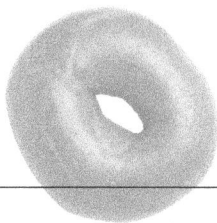

Mythes concernant les matières grasses

**1. Les muffins contiennent moins de matières grasses que les beignets.
Vrai ou faux ?**

FAUX. On choisit souvent un muffin comme collation santé, mais en réalité, les muffins vendus dans les magasins contiennent autant de gras que les beignets. Évitez les gros muffins ; choisissez-en un petit, ou prenez plutôt un bagel.

**2. Le beurre contient plus de matières grasses que la margarine.
Vrai ou faux ?**

FAUX. Le beurre contient autant de matières grasses que la margarine. Cependant, ces deux produits ne contiennent pas le même type de matières grasses. Le beurre est fait de gras saturés, et la margarine de gras polyinsaturés. Certaines margarines molles contiennent des gras polyinsaturés qui contribuent à réduire le taux de cholestérol.

3. La plupart des noix et graines tirent de 70 à 95 p. 100 de leurs calories des matières grasses. Parmi les noix et graines suivantes, lesquelles font exception à cette règle ?
a) les graines de citrouille b) les amandes c) les marrons
d) les arachides rôties à sec

C) LES MARRONS. Ils sont la seule noix ou graine à faible teneur en matières grasses. Une portion de 100 g (3,5 oz) contient deux grammes de matières grasses, soit 8 p. 100 des calories. La même portion de graines de citrouille contient 46 g de matières grasses, les amandes, 52 g, et les arachides rôties à sec, 50 g. Les noix macadamia sont les plus grasses : une portion de 100 g (3,5 oz) contient 74 g de gras.

4. La friture peut ajouter des matières grasses à des aliments qui, à l'état naturel, sont sains. Par exemple, un légume absorbe l'huile comme une éponge. Quel est-il ?
a) la pomme de terre b) l'aubergine c) la courgette

B) L'AUBERGINE. Ce légume absorbe plus de matières grasses que tout autre. Des chercheurs ont constaté qu'une portion d'aubergine peut absorber 83 grammes de gras en 70 secondes, soit quatre fois la quantité de matières grasses absorbée par une portion égale de pommes de terre. L'aubergine aspire ainsi 700 calories supplémentaires ! Au lieu de frire l'aubergine, essayez donc de la cuire à la vapeur ou au four.

5. **Pour abaisser le taux de cholestérol, il faut manger plus de fibres. Cependant, ce ne sont pas tous les types de fibres qui ont un effet sur le cholestérol. Parmi les aliments suivants, quel est celui qui ne permet pas d'abaisser le taux de cholestérol ?**

   a) le son d'avoine b) le son de blé c) les haricots rouges d) le pamplemousse e) la pomme

   B) LE SON DE BLÉ. Les fibres contenues dans le son de blé sont insolubles. Les fibres insolubles permettent d'éviter la constipation, et peut-être de conférer une protection contre le cancer du côlon. Ce sont les fibres solubles contenues dans le son d'avoine, les légumineuses et les fruits qui contribuent à abaisser le taux de cholestérol.

6. **On a établi un lien entre une alimentation riche en matières grasses et certains cancers.**
   Vrai ou faux ?

   VRAI. Mais on ne dispose pas encore de données complètes à ce sujet. On croit qu'un régime à teneur réduite en matières grasses, tel que celui que propose le *Guide alimentaire canadien pour manger sainement,* réduira le risque de certains cancers et de maladies cardiovasculaires.

7. **Les maladies cardiovasculaires représentent la principale cause de décès chez les femmes.**
   Vrai ou faux ?

   VRAI. Les maladies cardiovasculaires sont la principale cause de décès chez les Canadiennes, particulièrement les femmes âgées. Environ 37 000 femmes y succombent chaque année. Les femmes commencent à éprouver des problèmes cardiaques environ dix ans plus tard que les hommes, mais ce problème de santé est tout aussi grave pour elles.

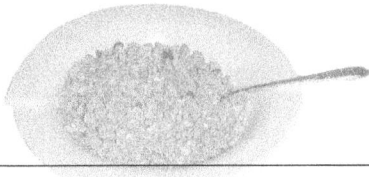

Comment repérer les matières grasses dans les aliments : tableau d'information nutritionnelle

Céréales de type flocons de son

INGRÉDIENTS : blé entier, son de blé, sucre, sel, mononitrate de thiamine (vitamine B1), niacinamide, chlorhydrate de pyridoxine (vitamine B6), acide folique, pantothénate de calcium, fer réduit.

La liste d'ingrédients énumère les composantes en ordre décroissant de poids. C'est donc du premier ingrédient de la liste, en l'occurrence le blé entier, que le produit contient le plus.

INFORMATION NUTRITIONNELLE

Par portion : 30 g (175 mL)

Énergie	cal	97
	Kj	410
Protéines	g	3,2
Matières grasses	g	0,8
Polyinsaturées	g	0,6
Monoinsaturées	g	0,1
Saturées	g	0,1
Cholestérol	mg	0
Glucides	g	23
Sucres	g	5,1
Amidon	g	13
Fibres alimentaires	g	5,3
Sodium	mg	190
Potassium	mg	155

Énergie = Nombre de calories ou de kilojoules par portion

Protéines = nombre de grammes de protéines par portion

Matières grasses = nombre de grammes de matières grasses par portion. Les acides gras contenus dans les matières grasses alimentaires se divisent en trois catégories : polyinsaturés, monoinsaturés et saturés. Une autre catégorie, celle des acides gras trans, n'est généralement pas indiquée sur l'étiquette. Ces acides gras sont semblables aux gras saturés.

Cholestérol = Le cholestérol alimentaire se trouve dans les aliments d'origine animale. Il a été démontré que les gras saturés ont pour effet de hausser le taux de cholestérol sanguin ; il est donc conseillé de limiter l'apport alimentaire en cholestérol.

Glucides = Nombre de grammes de glucides par portion. Les sucres et l'amidon, deux types de glucides, représentent une source d'énergie pour l'organisme. L'étiquette indique également le nombre de grammes de fibres alimentaires par portion. Comme ces fibres ne sont pas bien digérées, elles apportent très peu de calories.

Sodium et potassium = Nombre de milligrammes par portion. Ces éléments nutritifs jouent un rôle dans l'équilibre hydrique de l'organisme. La source de sodium la mieux connue est le sel de table. Il est recommandé de réduire sa consommation de sodium. Le potassium se trouve dans les fruits, les légumes et les produits faits de grains entiers.

ADAPTÉ DE : Bureau d'information Becel sur la santé cardiaque. Comprendre les étiquettes des aliments ; Information nutritionnelle.

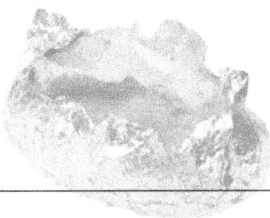

Conseils pour réduire sa consommation de matières grasses

L'un des changements alimentaires les plus importants que l'on puisse faire pour sa santé cardiaque consiste à réduire sa consommation de matières grasses. Avec un poids santé, l'apport moyen en matières grasses devrait être de 60 g par jour pour une femme et de 90 g par jour pour un homme.

- Utilisez moins de margarine, de beurre, d'huile et de sauces. Achetez moins de matières grasses, et utilisez-en moins dans votre cuisine. Au moment de choisir une huile ou une margarine, lisez le tableau d'information nutritionnelle et la liste d'ingrédients pour déterminer quels types de matières grasses contient le produit. N'oubliez pas que les gras polyinsaturés et monoinsaturés sont préférables aux gras saturés, et que les gras non hydrogénés sont préférables aux gras hydrogénés et partiellement hydrogénés.

- Mangez des aliments grillés, cuits au four, rôtis ou sautés plus souvent que des aliments frits. Essayez des modes de cuisson qui nécessitent peu de matières grasses, comme la cuisson au four ordinaire ou au four à micro-ondes, le pochage ou l'utilisation de poêles à revêtement antiadhésif et d'huile en aérosol.

- Choisissez des viandes préparées à faible teneur en matières grasses, comme le jambon cuit, le poulet, la dinde ou le rosbif.

- Choisissez des coupes de viande maigres, comme la palette, la ronde ou le flanc, du bœuf haché extra-maigre ou encore de la volaille, comme le poulet ou la dinde, ou du poisson. Enlevez la peau et tout le gras visible avant la cuisson. Certains poissons comme le saumon, le maquereau et les sardines sont riches en matières grasses, mais surtout en gras oméga 3, qui sont bénéfiques pour le cœur.

- Mangez plus souvent des pois, des lentilles ou des haricots, secs ou en conserve, au lieu de viande. Avant d'utiliser des produits en conserve, rincez-les à l'eau courante pour éliminer une partie du sel.

- Enlevez la peau du poulet, et pour plus de saveur, servez-vous de marinades sans alcool, toutes faites ou préparées à la maison. Avec du poulet ou de la viande maigre, essayez de la sauce teriyaki, de l'ail et un peu d'huile d'olive.

- Si vous aimez les pâtisseries, essayez de réduire le gras du tiers. Dans les muffins, remplacez une partie du gras par de la compote de pommes. Par exemple, si la recette demande 250 millilitres (1 tasse) d'huile, utilisez plutôt 125 ml (1/2 tasse) d'huile et 125 ml (1/2 tasse) de compote de pommes, servez-vous de moules en papier au lieu de graisser le moule à muffins.

- Allégez vos plats en utilisant plus souvent des produits laitiers à faible teneur en matières grasses, comme du lait écrémé ou 1 %. Essayez de remplacer la crème sure ordinaire par du yogourt ou de la crème sure à faible teneur en matières grasses.

- Lorsque vous allez au restaurant, demandez que les vinaigrettes et sauces vous soient servies à part, pour éviter d'ajouter trop de matières grasses.

- Les noix sont remplies de matières grasses et de calories : 70 g (environ 1/2 tasse) = 40 g de gras (10 cuil. à thé). Mangez-en donc avec modération. Saupoudrez-en sur vos plats pour ajouter une valeur nutritive.

N'oubliez pas que les habitudes alimentaires saines commencent par des repas et collations réguliers, toutes les trois ou quatre heures.

Il importe également de faire de l'exercice pour brûler les calories, même si vous mangez sainement.

Offrez-vous sans remords une petite gâterie de temps à autre, mais revenez aussitôt à vos bonnes habitudes alimentaires. Le document *Les matières grasses : avez-vous votre compte ?* contient une liste de la teneur en matières grasses des aliments courants. Pour en obtenir une copie, adressez-vous à votre bureau local de la Société canadienne du cancer.

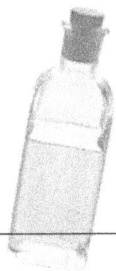

Les matières grasses à choisir... et à éviter

À choisir

- huile d'olive

- huile de lin

- huile de colza

- margarines faites d'huile non hydrogénée

À éviter

- huile de noix de coco

- huile de palme

- huile de palmiste

- matières grasses d'origine animale : saindoux, gras de viande, matières grasses du lait

- beurre

- margarines faites d'huile entièrement ou partiellement hydrogénée

Le rôle des fibres dans le rétablissement

Matériel nécessaire

- Boîte d'aliments : Échantillons frais de divers produits alimentaires en vente au rayon du pain, des céréales et des légumineuses du supermarché

Documents à distribuer

- Tableau des principaux éléments nutritifs
- Compteur de fibres
- Le rôle des fibres dans le rétablissement
- Comment repérer les fibres dans les aliments : le tableau d'information nutritionnelle
- Comment manger davantage de fibres

Autres ressources

Voir l'annexe pour savoir comment obtenir les documents suivants.

- *Les fibres : avez-vous votre compte ?* Les participants qui veulent augmenter leur apport en fibres sauront trouver ce document utile.
- *Fibre Worksheet :* Fiche d'activité qui montre la quantité de fibres consommée.
- *Consulter les étiquettes des aliments pour faire des choix santé*
- *Guide alimentaire canadien pour manger sainement*

LÉGENDE	
▷	Attention
📄	Autre lecture

Le rôle des fibres dans le rétablissement

Lorsqu'ils cessent de prendre de l'alcool et d'autres drogues, les clients éprouvent souvent des malaises digestifs comme la diarrhée, des ballonnements, des crampes et des gaz. Ces désagréments témoignent des dommages causés aux muqueuses intestinales par l'ingestion et la transformation de l'alcool et des autres drogues. Ces problèmes sont dus dans bien des cas à des années de mauvaise alimentation qui ont bouleversé le fonctionnement normal du système digestif et à l'effet direct des drogues et de l'alcool sur les organes digestifs.

Les opiacés sont particulièrement nocifs pour le système digestif, car ils entravent directement le fonctionnement normal des intestins. Normalement, les intestins acheminent les déchets dans le côlon en vue de leur élimination. Or, les opiacés paralysent les intestins et dérèglent ainsi ce processus. Il arrive que les personnes ayant une dépendance aux opiacés aient constamment des problèmes de constipation et de diarrhée.

Comme de nombreux autres stimulants, la cocaïne nuit à la digestion. Les clients qui ont une dépendance à la cocaïne ont souvent des diarrhées accompagnées de ballonnements, de gaz et de crampes. Chez les clients qui abandonnent la cocaïne et adoptent des habitudes alimentaires équilibrées, le fonctionnement des intestins revient généralement à la normale en quelques semaines.

Des aliments riches en fibres pris lors de repas et de collations réguliers pendant le rétablissement d'une toxicomanie contribueront à rétablir le fonctionnement normal des intestins. Il faut souvent rassurer les clients en leur disant que leurs intestins recommenceront à bien fonctionner pendant leur rétablissement grâce à des repas et collations réguliers et riches en fibres.

LES FIBRES ET LE RÉTABLISSEMENT D'UNE TOXICOMANIE

À mesure que les clients améliorent leur alimentation au début de leur rétablissement en commençant à prendre des repas et collations réguliers et bien équilibrés, ils devraient augmenter progressivement leur consommation de fibres alimentaires. Il faut le faire lentement avec des aliments naturels comme les céréales, les fruits et les légumes. Un changement soudain dans l'apport en fibres peut occasionner des effets désagréables, comme des ballonnements, des gaz et des crampes, et peut même dans certains cas être néfaste.

Les lavements, laxatifs et irrigations du côlon ne sont pas recommandés. Ils peuvent nuire à l'absorption des éléments nutritifs, retarder le rétablissement et créer une dépendance, et il faut décourager les clients à y recourir à cause des risques d'infection (irrigation du côlon), de dépendance (laxatifs) et de

perte d'éléments nutritifs. L'organisme a la capacité naturelle de se nettoyer. On peut faciliter ce processus en prenant des repas réguliers et équilibrés (voir les conseils dans le module *Bien manger pour mieux se porter*). Les clients qui continuent d'éprouver des problèmes digestifs devraient consulter leur médecin ou leur diététiste.

Les opiacés nuisent au péristaltisme du système digestif, provoquant une diarrhée suivie de constipation ; les clients qui se remettent d'une dépendance à ces drogues pourraient tirer profit d'une consommation accrue de fibres insolubles, contenues dans les grains entiers, le son de blé, les légumes et les fruits.

LES TYPES ET LES SOURCES DE FIBRES

Le terme « fibres alimentaires » s'applique à de nombreux glucides complexes, à des polymères naturels comme la cellulose et la lignine, aux pectines, aux gommes, au psyllium et à de nombreux autres composés. Les fibres représentent la portion des aliments que l'organisme ne peut digérer.

Il existe deux sortes de fibres : les fibres solubles et les fibres insolubles. Les fibres solubles se désagrègent dans le système digestif, formant une gelée qui retient certaines substances, et réduisent le cholestérol sanguin. On en trouve dans l'avoine, les légumineuses (pois, haricots rouges, lentilles), certaines graines, le riz brun, l'orge, les fruits, certains légumes verts et les pommes de terre. Des études ont démontré que les personnes qui ont une alimentation riche en fibres solubles ont un taux de cholestérol inférieur à celles qui en consomment moins.

Les fibres insolubles, quant à elles, donnent du volume aux selles et accélèrent leur déplacement dans l'intestin. Comme une éponge, elles absorbent plusieurs fois leur poids d'eau, ce qui les fait gonfler, facilitant l'évacuation des selles et soulageant la constipation. Elles agissent comme une brosse qui débarrasse l'intestin de ses débris. On trouve des fibres insolubles dans le son de blé et les grains entiers, de même que dans la peau de nombreux fruits, légumes et graines.

AUTRES AVANTAGES DES FIBRES POUR LA SANTÉ

Depuis environ 10 ans, la popularité des fibres alimentaires comme moyen de favoriser la santé s'est estompée au profit des aliments à faible teneur en matières grasses, car ceux-ci contiennent moins de calories, alors qu'on pense que les aliments riches en fibres ne servent qu'à assurer le bon fonctionnement des intestins. Pourtant, une consommation suffisante des deux types de fibres peut contribuer à lutter contre les maladies intestinales, abaisser le taux de cholestérol et équilibrer le taux de sucre dans le sang.

Les fibres alimentaires peuvent également contribuer à maîtriser l'appétit. Elles donnent du volume aux aliments dans l'estomac et l'intestin, et réduisent l'appétit en donnant une sensation de satiété. Les fibres ralentissent également l'absorption des sucres et régularisent ainsi le taux de sucre dans le sang.

CONSEILS POUR UN MODE DE VIE SAIN

Les documents à distribuer qui accompagnent le présent module proposent des stratégies visant à établir un plan de repas qui procure l'apport recommandé de 25 à 30 g de fibres par jour. En effet, de nos jours, il est recommandé aux adultes en santé de consommer de 25 à 30 g de fibres par jour. Or, l'apport moyen des Canadiennes et Canadiens n'est que de quatre à 11 g par jour. Santé Canada recommande d'accroître cet apport en mangeant plus de céréales et de légumes et fruits lavés mais non pelés, comprenant des sources de fibres insolubles et solubles. L'application de ces recommandations alimentaires peut aider les clients à atteindre leurs objectifs en matière de santé.

CONCLUSIONS

Dans le cadre du rétablissement, les fibres peuvent aider les clients à régulariser le fonctionnement de leurs intestins et à diminuer les risques de maladies chroniques comme les maladies cardiovasculaires, et peut-être le cancer, l'obésité et le diabète.

PLAN DE LEÇON: Le rôle des fibres dans le rétablissement

Notes à l'intention de l'animateur

Ce module se déroule à un rythme rapide, propice aux discussions animées. Les participants s'intéressent généralement à ce sujet mais hésitent souvent à parler de problèmes tels que la constipation et la diarrhée. Les clients qui souffrent de problèmes cardiaques, de diabète, d'hypoglycémie et de problèmes gastro-intestinaux (comme la diarrhée, la constipation, l'hypertension ou une hernie hiatale) devraient consulter un diététiste ou un médecin.

▷ **Le recours aux lavements, aux laxatifs et à l'irrigation du côlon ne devrait pas être recommandé. Ces traitements peuvent entraver l'absorption des éléments nutritifs, retarder le rétablissement et créer une dépendance.**

Objectifs

1. Apprendre le rôle des fibres dans le rétablissement et la santé.

2. Examiner sa consommation de céréales, de légumes et de fruits.

3. Identifier les aliments riches en fibres et élaborer des stratégies pour manger davantage de fibres.

Documents à distribuer

- Tableau des principaux éléments nutritifs

- Compteur de fibres

- Le rôle des fibres dans le rétablissement

- Comment repérer les fibres dans les aliments : tableau d'information nutritionnelle

- Comment manger davantage de fibres

Autres ressources

Voir l'annexe pour savoir comment obtenir les documents suivants.

- *Les fibres : avez-vous votre compte ? :* Les participants qui veulent augmenter leur apport en fibres sauront trouver ce document utile.

- *Fibre Worksheet :* Fiche d'activité qui montre la quantité de fibres consommée.

- *Consulter les étiquettes des aliments pour faire des choix santé*

- *Guide alimentaire canadien pour manger sainement*

Matériel nécessaire

- Boîte d'aliments : Échantillons frais de divers produits alimentaires en vente au rayon du pain, des céréales et des légumineuses du supermarché pour apprendre aux participants la différence entre les « source de fibres », « source élevée de fibres » et « source très élevée de fibres ».

DÉROULEMENT

OBJECTIF 1

- Discutez de l'effet de l'usage de drogues sur le fonctionnement des intestins.

Questions à poser aux participants :

1. Que sont les fibres ?

2. Selon vous, pourquoi est-il important pour les personnes en rétablissement de manger des fibres tous les jours ?

3. Quels sont d'autres avantages des fibres ?

4. Dans quels aliments y a-t-il des fibres ?

5. Comment peut-on manger assez de fibres tous les jours ?

OBJECTIF 2

- Décrivez les glucides et lancez une discussion sur les fibres insolubles et solubles au moyen du « Tableau des principaux éléments nutritifs ».

Questions à poser aux participants :

1. Quelle est la quantité idéale de fibres qu'il faut manger à chaque repas ?

2. Quels sont des exemples de grains qui sont de bonnes sources de fibres ?

3. Quels sont des exemples de fruits à forte teneur en fibres ? D'après vous, qu'est-ce qui contient le plus de fibres : un fruit ou du jus de fruit ?

Activité :

Demandez aux participants d'écrire sur une feuille ce qu'ils ont mangé au dîner ou au souper de la veille. Dites-leur d'utiliser le « Compteur de fibres » pour calculer le nombre de grammes de fibres qu'ils ont mangés et d'en faire part au groupe. Les personnes qui ont mangé moins de six grammes de fibres dans leur repas peuvent discuter de la façon d'augmenter leur apport en fibres dans un repas particulier en se servant du « Rôle des fibres dans le rétablissement ».

OBJECTIF 3

Questions à poser aux participants :

1. Comment savoir combien de fibres contient un aliment ?

2. Quelle est la différence entre les mentions « source de fibres », « source élevée de fibres » et « source très élevée de fibres » que l'on voit souvent sur l'emballage de produits alimentaires ? Ces mentions peuvent-elles aider les consommateurs à acheter des aliments qui contiennent plus de fibres ?

3. Si vous mangez la quantité recommandée de fibres tous les jours, quelles en seront les conséquences pour votre poids ?

4. Comment pouvez-vous ajouter des fibres à vos recettes préférées ?

Activité :

Disposez sur une table des produits alimentaires en insistant sur leur teneur ou non en fibres.

En vous servant des produits présentés, montrez aux participants comment lire les étiquettes. Servez-vous des documents suivants pour aider le groupe à faire des choix alimentaires sains : « Comment repérer les fibres dans les aliments : tableau d'information nutritionnelle », « Comment manger davantage de fibres » et le *Guide alimentaire canadien pour manger sainement*.

Tableau des principaux éléments nutritifs

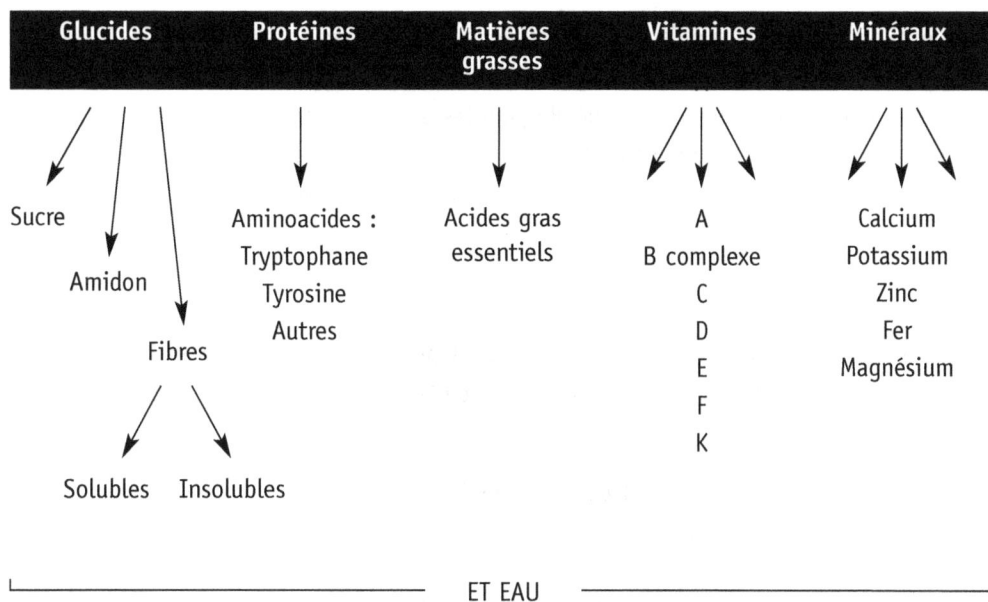

Glucides	Protéines	Matières grasses	Vitamines	Minéraux
Sucre	Aminoacides :	Acides gras essentiels	A	Calcium
Amidon	Tryptophane		B complexe	Potassium
Fibres	Tyrosine		C	Zinc
	Autres		D	Fer
			E	Magnésium
			F	
			K	
Solubles Insolubles				

ET EAU

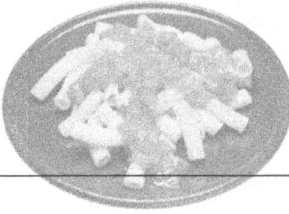

Le rôle des fibres dans le rétablissement

- Sur une période de plusieurs mois, amenez progressivement votre consommation de fibres à 25 à 30 grammes par jour pour permettre à votre système digestif de s'adapter.

- On peut calculer la quantité de fibres à prendre à chaque repas en divisant le nombre total de grammes de fibres par jour par le nombre de repas et de collations dans une journée. Voici une règle générale pour les personnes qui ont déjà commencé à accroître leur apport en fibres : 3 g de fibres par collation
6 g de fibres par repas

Pour une personne qui prend trois collations et trois repas par jour, cela donne 27 grammes par jour.

- L'avoine, les légumineuses (pois, haricots rouges, lentilles), certaines graines, le riz brun, l'orge, certains légumes verts, les pommes de terre et les fruits sont de bonnes sources de fibres solubles.

- Le son de blé, les grains entiers et de nombreux fruits, légumes et graines sont de bonnes sources de fibres insolubles.

Voici des exemples de collations qui contiennent au moins trois grammes de fibres :

- muffin au son ou aux bleuets
- 125 ml (1/2 tasse) de flocons de son
- 1 pomme moyenne, avec la peau

- 1 orange moyenne
- 125 ml (1/2 tasse) de framboises ou de fraises

Voici des exemples de repas qui contiennent au moins six grammes de fibres :

175 ml (3/4 tasse) de fèves au lard	8 g
1 tranche de grains entiers	2 g
verre de lait 1% ou écrémé	0 g
	TOTAL = 10 g de fibres

250 ml (1 tasse) de soupe aux pois cassés	5,4 g
1 tranche de pain de grains entiers	2 g
1 poire avec la peau	4,7 g
	TOTAL =12,1 g de fibres

500 ml (2 tasse) de pâtes alimentaires cuites	2,4 g
125 ml (1/2 tasse) de sauce tomate aux légumes	4 g
125 ml (1/2 tasse) de yogourt 1 %	0 g
125 ml (1/2 tasse) de fraises	1,5 g de fibres
	TOTAL = 7,9 g de fibres

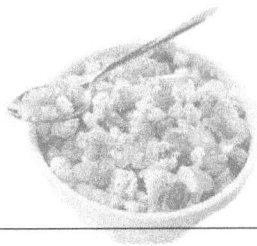

Comment repérer les fibres dans les aliments : tableau d'information nutritionnelle

La teneur en fibres est généralement indiquée sous le titre « Glucides », avec le sucre et l'amidon :

Céréales de type flocons de son

INGRÉDIENTS : blé entier, son de blé, sucre, sel, mononitrate de thiamine (vitamine B1), niacinamide, chlorhydrate de pyridoxine (vitamine B6), acide folique, pantothénate de calcium, fer réduit.

La liste d'ingrédients énumère les composantes en ordre décroissant de poids. C'est donc du premier ingrédient de la liste, en l'occurrence le blé entier, que le produit contient le plus.

INFORMATION NUTRITIONNELLE :

Par portion de 30 g (175 ml)

Énergie	cal	97
	Kj	410
Protéines	g	3,2
Matières grasses	g	0,8
Polyinsaturées	g	0,6
Monoinsaturées	g	0,1
Saturées	g	0,1
Cholestérol	mg	0
Glucides	g	23
Sucres	g	5,1
Amidon	g	13
Fibres alimentaires	g	5,3
Sodium	mg	190
Potassium	mg	155

D'autres indications sur les emballages précisent quelle quantité de fibres il y a dans les aliments. Par exemple :

Source de fibres indique qu'il y a au moins deux grammes de fibres par portion.
Source élevée de fibres indique qu'il y a au moins quatre grammes de fibres par portion.
Source très élevée de fibres indique qu'il y a au moins six grammes de fibres par portion.

Grâce à ces indications, c'est un jeu d'enfant de repérer les aliments riches en fibres !

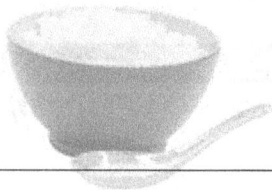

Compteur de fibres

Voici une liste d'aliments courants et leur teneur en fibres. Un adulte devrait consommer de 25 à 30 grammes de fibres par jour. Les quantités de fibres indiquées sont approximatives.

Pain, céréales, craquelins, pâtes, alimentaires et riz	
crème de blé cuite, 250 ml (1 tasse)	1,8 gramme de fibres alimentaires
son d'avoine cuit, 250 ml (1 tasse)	5,7
gruau, d'avoine cuit, 250 ml (1 tasse)	4
céréales en flocons, 250 ml (1 tasse)	0,4
céréales de son en flocons, 250 ml (1 tasse)	5,3
céréales de son pur, 80 ml (1/3 tasse)	10
riz blanc cuit, 250 ml (1 tasse)	0,6
riz brun cuit, 250 ml (1 tasse)	3,5
1 bagel, avec graines,	1,6
1 croissant moyen	1,4
1 muffin anglais ordinaire	1,5
1 tranche de pain blanc	0,4
1 tranche de pain de blé entier	2

Fruits	
1 pomme moyenne avec la peau	3,7 grammes de fibres alimentaires
jus de pomme, 250 ml (1 tasse)	0,8
1 banane moyenne	2,8
bleuets frais, 250 ml (1 tasse)	3
1 tranche de cantaloup frais	0,4
cerises douces fraîches, 250 ml (1 tasse)	3,3
5 figues séchées	4,6
1 kiwi frais moyen, sans peau	2,6
1 orange fraîche moyenne	3,4
1 poire fraîche moyenne avec la peau	4
1 prune	1
pruneaux en compote, 250 ml (1 tasse)	16,4
framboises fraîches, 250 ml (1 tasse)	8,4
fraises fraîches, 250 ml (1 tasse)	3,5

Légumes

haricots verts et jaunes, 125 ml (1/2 tasse)	2 grammes de fibres alimentaires
betteraves fraîches bouillies, 125 ml (1/2 tasse)	1,7
1 tige de brocoli frais bouilli	1,1
carottes fraîches bouillies, 125 ml (1/2 tasse)	2,6
chou-fleur frais bouilli, 125 ml (1/2 tasse)	1,7
1 gros épi de maïs	2,1
laitue fraîche crue, 250 ml (1 tasse)	0,6
oignons frais crus, 125 ml (1/2 tasse)	1,4
poivrons verts crus, 125 ml (1/2 tasse)	1,3
pommes de terre épluchées bouillies, 125 ml (1/2 tasse)	1,4
1 grosse tomate fraîche crue	2

Produits laitiers

Lait et tous les produits laitiers	0 gramme de fibres

Viande, poisson et volaille

Tous les produits de viande, de poisson et de volaille	0 gramme de fibres

Matières grasses et huiles

Matières grasses et huiles	0 gramme de fibres

Légumineuses, noix et graines

fèves au lard, 125 ml (1/2 tasse)	8 grammes de fibres alimentaires
pois chiches cuits, 125 ml (1/2 tasse)	4,7
haricots rouges en conserve, 125 ml (1/2 tasse)	5,8
lentilles cuites, 125 ml (1/2 tasse)	6,8
pois cassés cuits, 125 ml (1/2 tasse)	6,8
amandes séchées blanchies, 30 g (1 oz) (10 amandes)	1,9
noix d'acajou séchées rôties, 30 g (1 oz) (10 noix)	0,9
beurre d'arachide crémeux, 30 ml (2 cuil. à soupe)	1,9
mélange de fruits secs et de noix, 125 ml (1/2 tasse)	5

SOURCE : Santé Canada (1997). *Fichier canadien sur les éléments nutritifs,* 1997. Ces renseignements sont disponibles sur le site Web de Santé Canada à : <www.hc-sc.gc.ca/francais/aliment.htm>

Margen, S. *The Wellness Nutrition Counter,* Rebus, New York, 1997.

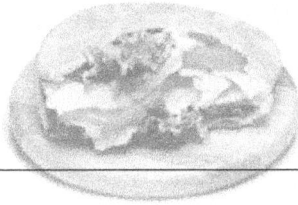

Comment manger davantage de fibres

- Choisissez du pain et des tortillas de grains entiers plutôt que des produits à base de farine blanche, pauvres en fibres. Essayez le riz brun, l'orge mondé, le bulgur ou d'autres céréales entières.

- Le jus de fruit contient de nombreux éléments nutritifs essentiels, mais c'est dans la peau et la pulpe que se trouvent la plupart des fibres. Les fruits frais représentent donc une meilleure source de fibres. Lavez bien les fruits frais et mangez-les avec la peau.

- Mangez des céréales plus souvent le matin ; choisissez de préférence des céréales contenant au moins quatre grammes de fibres par portion.

- Mangez plus de légumes et de fruits ; prenez-en de cinq à 10 portions par jour.

- En petites quantités, les noix et les graines sont une bonne source de fibres, mais prenez garde à leur forte teneur en matières grasses.

Comment augmenter la teneur en fibres de vos recettes préférées

Il est facile de modifier les recettes pour les rendre plus riches en fibres.

- Doublez la quantité de légumes dans vos ragoûts, soupes ou plats cuisinés.

- Ajouter une cuillerée à soupe de son dans vos céréales, soupes, ragoûts, hamburgers et plats cuisinés pour accroître leur teneur en fibres.

- Les gâteaux, pains et muffins sont souvent faits de farine blanche. Remplacez-en la moitié par de la farine de blé entier.

- Ajoutez des lentilles à vos recettes pour en rehausser la teneur en fibres et en protéines, n'ajoutez pas de matières grasses.

- Mettez des haricots rouges ou des pois chiches dans vos salades pour les enrichir de fibres.

- Ajoutez des fruits secs, des noix, des graines ou du son à vos recettes de biscuits ou de muffins.

Exemple de dîner à teneur élevée en fibres comparé à un dîner à faible teneur en fibres

Au lieu de :		essayez :	
250 ml (1 tasse) de jus de pomme	0,6 g	1 pomme avec la peau pelée	4 g
250 ml (1 tasse) de lait	0 g	250 ml (1 tasse) de lait	0 g
2 tranches de pain blanc	0,8 g	2 tranches de pain de grains entiers	4 g
60 g (2 oz) de tranche de jambon	0 g	60 g (2 oz) de tranche de jambon	0 g
laitue et rondelle de tomate	1 g	bâtonnets de carotte	2 g
Total	**2,4 g de fibres**	**Total**	**10 g de fibres**

Le rôle des antioxydants dans le rétablissement

Matériel nécessaire

- un citron
- une pomme

Documents à distribuer

- Mythes concernant la nutrition
- Sources d'antioxydants
- Conseils pour manger davantage de fruits et de légumes
- Aliments anticancéreux

Autres ressources

Voir l'annexe pour savoir comment obtenir les documents suivants.

- *Antioxidants in Food and Health* encourage une consommation accrue de légumes et de fruits.
- *Guide alimentaire canadien pour manger sainement*

LÉGENDE

▷ **Attention**

Autre lecture

Le rôle des antioxydants dans le rétablissement

Les clients en rétablissement ont souvent un mode de vie qui les rend vulnérables à une foule de maladies. Des choix alimentaires peu judicieux, le stress quotidien, la consommation d'alcool et de drogues, le manque d'exercice et le tabagisme, sans compter la pollution de l'environnement, posent d'importants risques de maladie pour les clients. Pendant leur rétablissement, de nombreux clients se préoccupent de leur santé et veulent savoir comment apporter des changements concrets. En mangeant plus de fruits et de légumes, les clients peuvent ramener à leur niveau normal les réserves d'éléments nutritifs épuisées par les drogues ou l'alcool et réduire les risques de maladie que comporte la toxicomanie.

Nous comprenons de mieux en mieux comment l'alimentation contribue à la maladie, mais également à la protection contre les maladies. Dans bien des pays où l'on consomme beaucoup de légumes et de fruits frais, les gens sont moins malades qu'au Canada. Si l'on peut réduire les risques de maladie en changeant notre alimentation, pourquoi hésiterions-nous à le faire ? On a déjà identifié les effets protecteurs de nombreux éléments végétaux, et nous pouvons maintenant intégrer ces aliments dans notre alimentation pour réduire les risques de maladie.

LA TOXICOMANIE ET LA MALADIE

Avec le temps, la toxicomanie endommage les cellules. Ces dommages peuvent causer des changements dans la réaction de l'organisme aux cancérogènes (substances qui causent le cancer). Pendant la désintoxication, les éléments nutritifs qui servent habituellement à la réparation des cellules sont employés pour éliminer de l'organisme les produits toxiques résultant du métabolisme de l'alcool et des drogues. Le système de défense de l'organisme est donc affaibli.

Outre ces dommages, la mauvaise alimentation qui accompagne souvent une toxicomanie peut rendre la personne plus vulnérable aux maladies. C'est même également l'une des principales causes de dysfonctionnement du système immunitaire. Or, les personnes immunodéprimées en raison de l'usage d'alcool ou de drogues courent un risque plus élevé de cancer. Une meilleure alimentation peut donner au système immunitaire le coup de pouce dont il a besoin pour lutter contre les maladies. À cet égard, les antioxydants aident l'organisme à réparer les dommages cellulaires.

QUE SONT LES ANTIOXYDANTS ?

L'organisme a besoin d'oxygène, mais son utilisation génère des sous-produits nocifs appelés radicaux libres qui peuvent endommager les cellules. Les antioxydants sont des substances protectrices naturelles qui neutralisent les radicaux libres avant qu'ils n'aient l'occasion d'endommager les cellules. De nombreux micronutriments contenus dans les aliments d'origine végétale jouent le rôle d'antioxydants. Connus sous le nom de substances phytochimiques, ces micronutriments préviennent les mutations de l'ADN (et sont donc antimutagènes) et protègent contre certaines substances qui causent le cancer (ce qui les rend anticarcinogènes). Des études sur la vitamine C, la vitamine E, le bêta-carotène et le sélénium, un minéral, donnent à penser que ces antioxydants peuvent contribuer à prévenir et à traiter certaines maladies chroniques importantes comme les maladies cardiovasculaires, le cancer et les maladies du système immunitaire comme le sida et les allergies.

LES ANTIOXYDANTS ET LA SANTÉ

La mauvaise alimentation est l'une des principales causes de dysfonctionnement du système immunitaire. Lorsque l'organisme est déjà affaibli par l'alcool et les drogues, les risques pour la santé sont d'autant plus grands.

VIH

Des études cliniques ont démontré qu'un apport alimentaire accru d'antioxydants peut combattre l'infection et réduire la charge virale des personnes qui ont le VIH. Ces personnes ont des besoins nutritionnels plus aigus pendant leur rétablissement d'une toxicomanie.

Maladies cardiovasculaires

Les antioxydants peuvent protéger les artères contre les dommages causées par les plaques de graisse dans les artères et, ainsi, contre l'athérosclérose. Les antioxydants contribuent à stabiliser le niveau de « mauvais » cholestérol qui cause l'accumulation de plaques de graisse, le rétrécissement des artères et, en bout de ligne, les maladies cardiovasculaires.

Cancer

Les cellules immunitaires peuvent reconnaître et éliminer les substances nocives au microenvironnement du corps. Les personnes immunodéprimées par l'usage de drogues présentent un taux plus élevé de cancer que l'ensemble de la population. L'organisme est doté de systèmes perfectionnés en vue de prévenir la formation de cancers, et même d'éliminer les cancers déjà établis.

OÙ TROUVER LES ANTIOXYDANTS

Caroténoïdes

Les caroténoïdes sont les précurseurs de la vitamine A. Présents dans les plantes, ils sont transformés en vitamine A dans l'organisme. Parmi les caroténoïdes, on relève les carotènes, le lycopène et la lutéine. Le bêta-carotène, ainsi que la quarantaine d'autres caroténoïdes contenus dans les fruits et légumes orange et verts, peuvent contribuer à prévenir la formation de radicaux libres. Les sources naturelles de bêta-carotène aident l'organisme à résister aux maladies.

Consommé sous forme de supplément, le bêta-carotène peut causer du tort aux fumeurs ; il ne leur est donc pas recommandé. Il est préférable de rechercher des sources naturelles de caroténoïdes, comme les carottes, les épinards, les patates douces, le chou vert frisé, les abricots et le cantaloup.

Vitamine E

La vitamine E protège les parois des cellules contre les dommages causés par les radicaux libres. Comme les autres vitamines, la vitamine E fait partie d'un groupe de micronutriments aux effets divers, que l'on trouve en quantités variables dans les aliments.

Il existe deux types de vitamine E : les tocophérols et les tocotriénols. Les tocophérols se trouvent dans les noix, les graines, les sardines, le saumon, le maquereau et le hareng, et en tant qu'antioxydants, ils protègent contre les maladies cardiovasculaires. Les tocotriénols sont contenus dans des aliments comme le son d'avoine, de riz et de blé, le germe de blé et l'orge, et peuvent réduire le taux de cholestérol.

Il est important de manger une variété d'aliments riches en vitamine E pour en consommer tous les types. Étant donné qu'il est parfois difficile d'obtenir des quantités suffisantes de vitamine E dans les aliments, un professionnel de la santé pourrait suggérer la prise d'un supplément. Cependant, la vitamine E ayant des propriétés anticoagulantes, la supervision d'un diététiste ou d'un médecin est nécessaire.

Vitamine C

La vitamine C est un puissant antioxydant qui protège les cellules contre les dommages. Les meilleures sources de vitamine C sont les agrumes, le brocoli, les choux de Bruxelles, les poivrons verts et rouges ainsi que les fraises. Les participants posent souvent des questions sur la prise de doses massives de suppléments vitaminiques. Chez les clients en rétablissement qui sont également séropositifs, il est déconseillé de prendre plus de 1 000 mg de vitamine C par jour en raison des effets secondaires que cela pourrait causer, notamment la diarrhée.

Sélénium

On a découvert que le sélénium pourrait contribuer à prévenir le cancer et à améliorer la réaction du système immunitaire aux vaccins contre la grippe. Parmi les sources naturelles de sélénium, mentionnons les grains entiers, les poissons et fruits de mer ainsi que les noix du Brésil.

Suppléments alimentaires

Les suppléments d'antioxydants suscitent de la controverse. On connaît peu de choses sur l'action de ces substances. Il peut être très dangereux, surtout pour les clients qui se remettent d'une toxicomanie, de prendre des suppléments de leur propre initiative. Les clients devraient d'abord recevoir une évaluation nutritionnelle de la part d'un diététiste et consulter leur médecin de famille. Il est toujours préférable de recommander des aliments naturels plutôt que des suppléments.

CONSEILS POUR AJOUTER DES ANTIOXYDANTS À SON ALIMENTATION

Les besoins nutritionnels des clients sont supérieurs à ceux de l'adulte moyen pendant les trois à 12 premiers mois de leur rétablissement d'une toxicomanie. Ces clients devraient :

- Consommer au moins huit portions de légumes et de fruits par jour. Le *Guide alimentaire canadien pour manger sainement* recommande aux adultes de manger de cinq à 10 portions de fruits et de légumes par jour ;

- manger une variété de fruits et de légumes, car on ne peut trouver dans un seul fruit ou légume tout ce dont on a besoin ;

- consommer le plus possible de grains entiers, soit au moins sept ou huit portions par jour.

COMMENT CONSERVER LES FRUITS ET LES LÉGUMES

Les clients qui apportent des changements à leur alimentation en vue de manger plus de légumes et de fruits pourraient être découragés par les aliments qui s'abîment. Il convient d'aborder les techniques de conservation et de préparation des aliments riches en antioxydants afin d'éviter que ceux-ci ne se détériorent. Les clients seront plus enclins à faire des légumes et des fruits un élément permanent d'une alimentation saine si les aliments ont encore bon goût plusieurs jours après l'achat.

CONCLUSIONS

Le présent module expose des moyens d'améliorer sa santé par la nutrition. Cependant, la nutrition est une science en évolution et de nombreux changements sont à prévoir. Ce module convient aux clients qui sont intéressés à adopter une alimentation optimale. *La lecture des étiquettes et le supermarché virtuel* est un bon complément au présent module.

LECTURES RECOMMANDÉES

BROWN, L., B. ROSNER, W. WILLET et F. SACKS. « Cholesterol lowering effects of dietary fibre: A meta-analysis », *American Journal of Clinical Nutrition*, vol. 69, n° 1 (1999), p. 30-42.

PAWLUK, L. *A Perfect 10, Phyto "New-trients" against Cancer*, Biomed General Corp., Emeryville (Californie), 1998.

SCHNEEMAN, B.D. « Building scientific consensus: The importance of dietary fibre », *American Journal of Clinical Nutrition*, vol. 69, n° 1 (1999), p. 30-42.

WILDING, G. « Antioxidant vitamins inhibit role of androgens in prostate cancer development », *Journal of the National Cancer Institute*, vol. 91 (1999), p. 1227-1232.

PLAN DE LEÇON : Le rôle des antioxydants dans le rétablissement

Note à l'intention de l'animateur

En règle générale, les participants sont disposés à apporter des changements lorsqu'ils reçoivent des renseignements nutritionnels exacts et fiables. Bien des clients connaissent déjà les principes d'une bonne alimentation et attendent de recevoir des documents et des conseils pour passer à l'action. Il est préférable de réserver au moins une heure à ce module pour favoriser la discussion et l'élaboration de plans d'action. Au lieu de bombarder les participants de renseignements, laissez-les s'attarder aux aspects qui les intéressent.

Le présent module peut se révéler très efficace pour inciter les participants à passer à l'étape de l'action et à changer leurs habitudes alimentaires. Les documents à distribuer seront utiles aux clients qui sont à l'étape de l'inaction et de la prise de conscience.

Les suppléments sont considérés comme des médicaments et, par conséquent, ne devraient pas être recommandés à moins qu'un diététiste ait effectué une évaluation nutritionnelle détaillée. Si les participants vous demandent des renseignements sur les suppléments alimentaires pendant le rétablissement, dirigez-les vers un diététiste.

Objectifs

1. Comprendre le lien entre la toxicomanie et les risques de maladie.

2. Apprendre comment les antioxydants peuvent contribuer à réduire les risques de maladie.

3. Apprendre comment trouver des sources naturelles des vitamines et minéraux essentiels à la santé et utiliser le *Guide alimentaire canadien pour manger sainement* afin d'augmenter la consommation de légumes et de fruits.

Documents à distribuer

• Mythes concernant la nutrition

• Sources d'antioxydants

• Conseils pour manger davantage de fruits et de légumes

• Aliments anticancéreux

Matériel nécessaire

• un citron

• une pomme

Autres ressources

Voir l'annexe pour savoir comment obtenir les documents suivants.

- *Antioxidants in Food and Health* encourage une consommation accrue de légumes et de fruits.

- *Guide alimentaire canadien pour manger sainement*

DÉROULEMENT

OBJECTIF 1

- Présentez le sujet en décrivant les trois façons dont la toxicomanie accroît les risques de maladie.

- Évaluez le niveau actuel de connaissances des participants sur les antioxydants.

- Utilisez le document « Mythes concernant la nutrition » pour discuter de certains malentendus possibles concernant les vitamines et minéraux. Divisez le groupe en équipes de deux personnes. Demandez à chaque équipe de discuter d'un mythe répandu concernant la nutrition, en utilisant les documents présentés dans ce module. En groupe, demandez à chaque équipe d'essayer de « coller » les autres. Les clients apprécient généralement cette activité, qui détourne l'attention de l'animateur en tant qu'« expert » et permet aux clients de s'informer de façon amusante.

OBJECTIF 2

Questions à poser aux participants :

1. Que sont les antioxydants ?

2. Comment fonctionnent les antioxydants ?

3. Quelles sont les principales sources d'antioxydants ?

- Décrivez au groupe différents types d'antioxydants.

- Montrez l'effet protecteur des antioxydants en démontrant la différence entre un simple morceau de pomme et un autre morceau de pomme arrosée de jus de citron. La pomme nature virera au brun à cause de l'oxydation ; par contre, le jus de citron empêche l'autre tranche de pomme de s'oxyder (et joue donc le rôle d'antioxydant).

- Utilisez le document « Sources d'antioxydants » pour donner aux participants un aperçu des principales sources alimentaires d'antioxydants tels que la vitamine C, la vitamine E et les caroténoïdes. Lancez une discussion sur les moyens d'inclure plus d'antioxydants dans l'alimentation quotidienne.

OBJECTIF 3

Questions à poser aux participants :

1. Combien de portions quotidiennes de fruits et de légumes recommande-t-on dans le *Guide alimentaire canadien pour manger sainement* ?

2. Qu'est-ce qui représente une portion de légumes ? Une portion de fruits ?

3. Pourquoi les gens mangent-ils si peu de fruits et de légumes ?

Activité :

Demandez aux participants combien de portions de fruits et de légumes ils ont mangées au cours des 24 heures écoulées. Comparez leurs réponses à la recommandation du Guide (cinq à 10 portions par jour).

Utilisez le document « Conseils pour manger davantage de légumes et de fruits ». Discutez des suggestions que les participants comptent suivre.

En consultant le *Guide alimentaire canadien pour manger sainement*, demandez aux participants ce qu'ils ajouteraient à leur déjeuner, dîner et souper et à leurs collations pour manger cinq à 10 portions de fruits et légumes par jour, tel que recommandé.

Au cours des jours suivants, à mesure que les clients modifient leurs habitudes alimentaires, demandez-leur de vous donner leurs impressions, en précisant ce qu'ils ont trouvé utile et ce qui leur a paru difficile.

Les participants qui n'ont pas fait l'objet d'une évaluation nutritionnelle détaillée doivent être sensibilisés aux dangers possibles des suppléments alimentaires. Il est souhaitable de décourager le recours aux suppléments au profit de la consommation d'aliments d'origine végétale.

• À la fin de la discussion, résumez les renseignements présentés et demandez au groupe d'élaborer un plan d'action. Ce plan devrait prévoir l'essai d'un ou de deux nouveaux aliments choisis dans la liste des antioxydants d'ici la prochaine séance.

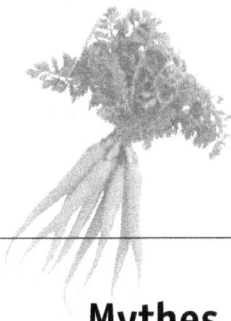

Mythes concernant la nutrition

1. Combien de carottes faut-il manger tous les jours pour obtenir le bêta-carotène dont on a besoin ?
a) une b) deux ou trois c) quatre ou cinq d) plus de cinq

a) UNE. Une grosse carotte contient 11 milligrammes de bêta-carotène, alors que la dose quotidienne recommandée est de cinq ou six milligrammes. Les carottes sont l'aliment le plus riche en bêta-carotène. On en trouve également dans les mangues, les abricots, le cantaloup, les légumes verts à feuilles et les courges d'hiver de couleur orange. Les oranges et les autres agrumes ne contiennent pas beaucoup de bêta-carotène.

2. Les épinards sont une aussi bonne source de fer que la viande.
Vrai ou faux ?

FAUX. Les épinards contiennent du fer mais aussi de l'acide oxalique, qui en entrave l'absorption. En outre, le fer contenu dans les épinards et dans toutes les plantes est d'une forme que l'organisme n'absorbe pas aussi bien que le fer contenu dans la viande, le poisson et les produits laitiers. Cependant, les végétariens peuvent obtenir des plantes tout le fer dont ils ont besoin. Ainsi, les régimes végétariens sont habituellement riches en vitamine C, qui favorise l'absorption du fer végétal.

3. Les taches blanches et les rainures sur les ongles témoignent d'une carence en vitamines ou en minéraux.
Vrai ou faux ?

FAUX. Ces petites taches résultent généralement d'une blessure mineure subie, par exemple, lors d'un manucure trop vigoureux. Les rainures longitudinales sont relativement fréquentes et pourraient être héréditaires. Les sillons transversaux peuvent également être le résultat d'infections graves, comme la rougeole ou la pneumonie. Les taches blanches ne sont pas le signe d'une carence nutritionnelle.

4. Lorsqu'on suit un régime à faible teneur en calories, on peut demeurer en santé en prenant des comprimés de vitamines.
Vrai ou faux ?

PAS NÉCESSAIREMENT. Bien des régimes à faible teneur en calories ne procurent pas assez de fibres et les suppléments de vitamines et minéraux en sont dépourvus. Il se peut d'ailleurs que les comprimés procurent un excès de certains minéraux et vitamines. Si vous suivez un régime de moins de 1 200 calories par jour, vous devez obtenir les conseils d'un diététiste pour être sûre que votre nutrition est adéquate.

111

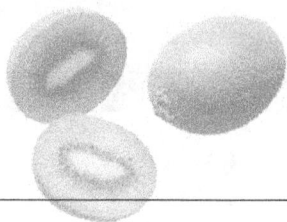

Sources d'antioxydants

Vitamine E

graines de tournesol

huile de tournesol

grains entiers

germe de blé

amandes

avelines

noisettes

crevettes

harengs

épinards

choux verts frisés

choux rosettes

Vitamine C

fraises

oranges

citrons

tangerines

clémentines

cantaloups

pamplemousses

kiwis

patates douces

papayes

jus de fruit enrichi de
   vitamine C

Caroténoïdes

citrouilles

carottes, jus de carotte

légumes verts

poivrons rouges

okras

laitues romaines

patates douces

cantaloups

mangues

melons d'eau

goyaves

pamplemousses roses

tomates

papayes

oranges

tangerines

Essayez d'ajouter un aliment de cette liste à votre régime alimentaire toutes les semaines !

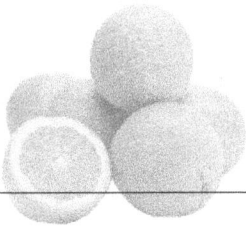

Conseils pour manger davantage de fruits et de légumes

- Essayez un fruit ou légume nouveau toutes les semaines.

- Doublez vos portions habituelles de légumes.

- Ajoutez des fruits à vos céréales ou à votre müesli (pas seulement des bananes, mais aussi des pommes, du raisin, des petits fruits, des pêches et des mandarines).

- Préparez des repas végétariens (p. ex., chili, lasagne ou ragoût aux légumes).

- Mangez des fruits secs au lieu de bonbons.

- Ajoutez des fruits secs (p. ex., raisins secs, dates ou abricots) à vos recettes préférées.

- Mangez des fruits à l'heure de la collation.

- Remplacez les boissons gazeuses par des jus de fruits ou de légumes.

- Servez une salade de fruits au dessert (préparez un parfait aux fruits en alternant le yogourt et les fruits dans un verre, ou couronnez un bol de fruits, de noix ou de copeaux de chocolat).

- Mangez des fruits cuits au dessert (p. ex., pommes, pêches, poires ou bananes).

- Apportez des légumes crus aux soirées (champignons spéciaux, poivrons rouges ou verts, choux-fleurs, brocoli, carottes, céleri, tomates, patates douces, courgettes, haricots verts).

- Ajoutez des légumes à vos plats favoris (p. ex., tacos, spaghetti, pizza et lasagne).

- Préparez des brochettes de fruits congelés pour les enfants (utilisez de l'ananas, des bananes et des fraises).

- Préparez plus souvent des plats exotiques (p. ex., pâtes primavera, couscous, enchiladas aux légumes, paëlla, sautés à l'orientale, currys à l'indienne, moussaka aux légumes, ratatouille).

SOURCE : STEINMETZ, K.A., et J.D. POTTER. « Vegetables, fruit and cancer prevention: A review », *Journal of the American Dietetic Association*, n° 96 (1996), p.1027-1039.

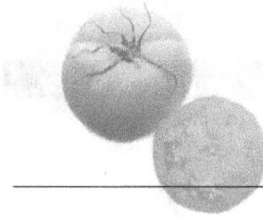

Aliments anticancéreux

Voici une liste d'aliments qui ont des propriétés anticancéreuses :

• graines de lin

• graines de soya et autres produits du soya*

• grains entiers, son, germe de blé

• tomates, poivrons rouges, brocoli, épinards, choux-fleurs, choux de Bruxelles, carottes, pois verts, patates douces

• cantaloups, tangerines, oranges, fraises, raisin rouge

• thé vert ou noir

• ail et oignons

Ne vous limitez pas aux aliments de cette liste ; remplissez votre assiette de vos aliments préférés d'origine végétale.

---

* Si vous prenez une boisson au soya, assurez-vous qu'elle est enrichie de calcium et de vitamine D et vérifiez sa teneur en matières grasses. Choisissez une boisson faible en matières grasses.

La lecture des étiquettes et le supermarché virtuel

Documents à distribuer

- Allégations nutritionnelles
- Liste d'épicerie
- Stratégies d'achat

Autres ressources

Voir l'annexe pour savoir comment obtenir les documents suivants.

- *Consulter les étiquettes des aliments pour faire des choix santé*
- *Bouchées santé*
- *Faire l'épicerie pour la santé de son cœur (Becel).*
- *Label Smart Series 1-7*
- *Étiquettes d'aliments : Information nutritionnelle*

LÉGENDE	
▷	**Attention**
🗎	**Autre lecture**

La lecture des étiquettes et le supermarché virtuel

Les expressions comme « sans cholestérol », « sans gras » et « à faible teneur en matières grasses » sur les étiquettes des produits alimentaires plongent bien des gens dans la confusion. Pour adopter un régime alimentaire sain, il est essentiel de mettre en pratique des stratégies d'achat efficaces.

RÉGLEMENTATION CANADIENNE EN MATIÈRE D'ÉTIQUETAGE

Santé Canada soumet à une réglementation stricte l'information nutritionnelle inscrite sur les étiquettes d'aliments. Ce ministère révise actuellement ses politiques à ce sujet. Les renseignements figurant sur l'étiquette peuvent aider les consommateurs à faire des choix éclairés pour une alimentation saine. Trois types de renseignements sont fournis sur l'étiquette : la liste d'ingrédients, les allégations nutritionnelles et le tableau d'information nutritionnelle.

Liste d'ingrédients

Les ingrédients, énumérés en ordre décroissant de poids, doivent être indiqués sur l'étiquette de tous les produits alimentaires.

EXEMPLE :

CÉRÉALES DE TYPE FLOCONS DE SON

Ingrédients : blé entier, son de blé, sucre, sel, mononitrate de thiamine (vitamine B1), niacinamide, chlorhydrate de pyridoxine (vitamine B6), acide folique, pantothénate de calcium, fer réduit.

La liste d'ingrédients énumère les composantes en ordre décroissant de poids. C'est donc du premier ingrédient de la liste, en l'occurrence le blé entier, que le produit contient le plus.

Allégations nutritionnelles

Les allégations nutritionnelles sont des expressions descriptives comme « faible teneur en cholestérol » ou « source élevée de fibres ». Si le fabricant fait une telle allégation, il doit fournir une explication sur l'emballage. Au supermarché, il est plus facile de choisir des produits riches en fibres en faisant des comparaisons fondées sur la différence entre les énoncés « source de fibres », « source élevée de fibres » et « source très élevée de fibres », par exemple sur les boîtes de céréales. Le document à distribuer intitulé « Allégations nutritionnelles » décrit en détail certaines de ces allégations.

TABLEAU D'INFORMATION NUTRITIONNELLE

Le tableau d'information nutritionnelle précise l'énergie (kilocalories), les protéines, les matières grasses et les glucides par portion (dont la taille est toujours indiquée), sous le titre uniformisé « Information nutritionnelle ». Voici une description de ces renseignements. Des exemples de tableaux d'information nutritionnelle se trouvent parmi les documents à distribuer des modules *Les graisses alimentaires et la santé* et *Le rôle des fibres dans le rétablissement.*

Énergie

Nombre de calories par portion. Vérifiez la taille des portions, car elle varie d'un produit à l'autre.

Matières grasses

Les matières grasses sont une source d'énergie qui contribue à isoler et à protéger l'organisme. Les acides gras qui composent les matières grasses sont divisés en trois catégories sur l'étiquette :

- matières grasses polyinsaturées ;

- matières grasses monoinsaturées ;

- matières grasses saturées.

Une quatrième catégorie d'acides gras, les acides gras trans, n'est pas indiquée sur l'étiquette. Ils ont une action semblable à celle des acides gras saturés.

Cholestérol

Le cholestérol alimentaire se trouve dans les aliments d'origine animale. Bien que les matières grasses saturées jouent un rôle plus grand que le cholestérol alimentaire dans l'augmentation du taux de cholestérol sanguin, il est préférable de consommer le cholestérol alimentaire avec modération.

Glucides

Les glucides représentent une source d'énergie pour l'organisme. Parmi les glucides, on relève les sucres, l'amidon et les fibres alimentaires. Certains aliments riches en glucides contiennent des fibres. Comme celles-ci ne peuvent être digérées, elles contiennent très peu de calories. Les fibres contribuent à assurer le bon fonctionnement des intestins, à abaisser le taux de cholestérol et à régulariser le taux de sucre dans le sang.

CONNAÎTRE LES STRATÉGIES DE MARKETING DES SUPERMARCHÉS POUR FAIRE DES ACHATS JUDICIEUX

Marketing sur le lieu de vente

Le marketing sur le lieu de vente consiste à placer des produits près de la caisse, à un endroit idéal pour favoriser les achats impulsifs. Bon nombre de ces produits sont plus coûteux que ceux qui sont dans le reste du magasin et rapportent beaucoup de profits aux magasins.

Prix unitaire

Le prix unitaire est fondé sur une portion de 100 grammes du produit. C'est un excellent moyen de comparer le prix de produits semblables de taille, marque ou prix différent.

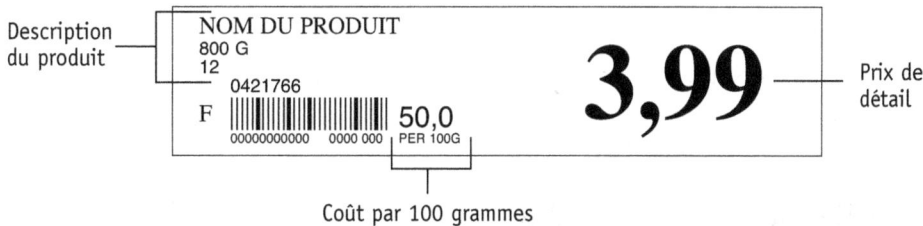

Description du produit — NOM DU PRODUIT
800 G
12
0421766
F | 50,0 PER 100G
00000000000 0000 000

3,99

Prix de détail

Coût par 100 grammes

Les marques nationales et les marques maison ou sans nom

Les marques nationales sont souvent plus coûteuses que les marques sans nom ou maison. Cependant, elles sont souvent d'une qualité identique et contiennent les mêmes ingrédients.

Emplacement des produits

L'endroit où les produits sont placés dans le supermarché dépend d'un certain nombre de facteurs, notamment l'espace disponible sur les tablettes, la popularité du produit, la marque du produit et le coût de location des tablettes. Tous les fabricants veulent que leurs produits soient situés aux endroits les plus visibles pour stimuler les ventes. Comme l'espace sur les tablettes est limité et que le coût de location varie, les tablettes situées au niveau des yeux sont les plus coûteuses. Cependant, si le produit est destiné aux enfants, comme c'est le cas des céréales, ce sont les tablettes du bas qui sont les plus prisées. Parfois, les produits sont mis en vedette au bout des allées, à des endroits très visibles, et le consommateur suppose souvent à tort qu'ils sont en promotion.

Musique

La musique influe sur le comportement des consommateurs. Ainsi, lorsqu'elle est douce et détendue (musique d'ascenseur), les gens ont tendance à ralentir le rythme. Ils restent donc plus longtemps dans le magasin pour faire des achats.

Sons

Les magasins diffusent parfois du bruit blanc pour atténuer les autres bruits ambiants. Le bruit blanc est un bruit aigu, que la plupart des gens ne peuvent entendre. Il a tendance à ralentir les clients.

Odeurs

Des arômes tels que celui du pain chaud ou du café frais incitent les clients à s'arrêter, à manger et donc à s'attarder dans le magasin.

Cartes-primes

Ces cartes donnent aux consommateurs des « points » pour l'achat d'un autre produit. Les détaillants utilisent les renseignements ainsi recueillis pour étudier les habitudes de consommation.

VISITES DE SUPERMARCHÉS

Des diététistes de tout le pays accompagnent des groupes de consommateurs dans les épiceries pour les aider à faire des choix alimentaires sains et leur montrer certains écueils à éviter. Il s'agit là d'une activité amusante et intéressante, à laquelle on peut généralement participer en communiquant avec le nutritionniste du service local de santé. De nombreux diététistes en cabinet privé offrent également de telles visites. Si vous n'avez pas accès à un diététiste, un bref aperçu d'une visite de supermarché figure dans le plan de leçon sous le titre « Le supermarché virtuel ». Les principes fondamentaux des achats judicieux sont décrits dans le document « Stratégies d'achat ».

CONCLUSION

Ces indications peuvent aider les clients à choisir des aliments sains. La lecture des étiquettes et l'adoption de nouveaux aliments sains les inciteront également à essayer des recettes santé.

PLAN DE LEÇON : La Lecture des étiquettes et le supermarché virtuel

Note à l'intention de l'animateur

Ce module a pour objet d'aider les participants à interpréter les étiquettes des produits alimentaires et à éliminer les idées fausses qui circulent à ce sujet. Il montre aux participants comment appliquer les conseils relatifs à la nutrition et au rétablissement et acheter des aliments en fonction des éléments nutritifs qu'ils contiennent ; le module décrit aussi le prix unitaire et traite des listes d'épicerie et de la planification des menus. Ce module étant plutôt long, il peut être divisé en deux parties.

Objectifs

1. Apprendre à faire des choix éclairés pour une alimentation saine en lisant l'information nutritionnelle inscrite sur les étiquettes de produits alimentaires.

2. Connaître les stratégies qu'emploient les supermarchés pour influencer les consommateurs et les aider à faire des choix alimentaires.

Documents à distribuer

- Allégations nutritionnelles

- Liste d'épicerie

- Stratégies d'achat

Autres ressources

Voir l'annexe pour savoir comment obtenir les documents suivants.

- *Consulter les étiquettes des aliments pour faire des choix santé*

- *Bouchées santé*

- *Faire l'épicerie pour la santé de son cœur (Becel)*

- *Label Smart Series 1-7*

- *Étiquettes d'aliments : Information nutritionnelle*

DÉROULEMENT

OBJECTIF 1

- Discutez de la réglementation canadienne actuelle en matière d'étiquetage.

- Mentionnez diverses allégations nutritionnelles et discutez-en.

- Donnez aux clients le document « Allégations nutritionnelles ».

- Discutez des listes d'ingrédients.

- Discutez du tableau d'information nutritionnelle.

Activité :

Disposez sur une table une variété d'emballages vides de produits alimentaires. Demandez aux clients de les lire pour se familiariser avec les informations qui y sont inscrites.

- Discutez de l'allégation « sans cholestérol » en donnant des exemples comme la margarine, les croustilles et les huiles.

- Comparez la teneur en sucre de jus, boissons, punchs et cocktails non sucrés, sucrés et contenant de l'aspartame.

- Comparez les « bonnes » sources et les « excellentes » sources de calcium, en utilisant le lait, le yogourt et le fromage comme exemples.

- Discutez de l'utilisation du terme « léger » en comparant, par exemple, le beurre d'arachide léger et ordinaire.

- Discutez de l'allégation « réduit en calories » au moyen des boîtes de produits alimentaires.

OBJECTIF 2

- Discutez des stratégies de marketing employées de nos jours dans la plupart des supermarchés.

Activité : Le supermarché virtuel

Directives

Avant d'entreprendre ce module, commencez à accumuler des contenants et emballages vides. Pour gagner du temps et obtenir des emballages d'un éventail de produits, demandez aux participants, lors des séances précédentes, d'en apporter.

Installez plusieurs grandes tables côte à côte, pour former les allées du supermarché virtuel. Divisez-les en rayons : produits laitiers ; viande, poisson, volaille et substituts ; pain et céréales ; fruits et légumes ; conserves ; autres produits. Laissez assez d'espace pour que les participants puissent circuler autour des tables et discuter des produits qui s'y trouvent.

Fournissez aux participants une liste d'épicerie.

En parcourant les « allées » avec les participants, posez-leur des questions en utilisant le document « Stratégies d'achat ». Appliquez les stratégies abordées dans la discussion sur l'information nutritionnelle (étiquettes nutritionnelles, listes d'ingrédients, allégations nutritionnelles).

La visite

RAYON DES PRODUITS LAITIERS

Exposez des produits tels que le lait écrémé, 1 %, 2 % et entier, la crème, les produits additionnés de vitamine D et A et filtrés ; le beurre et la margarine ordinaire, légère, à l'huile d'olive et à l'huile de maïs ; la crème sure, le fromage à la crème, le fromage à pâte dure et le fromage fondu ; le yogourt ; les œufs blancs et bruns (il ne s'agit pas d'un produit laitier, mais on les trouve généralement dans ce rayon du supermarché).

Questions :

1. Quel est le produit qui contient le plus de matières grasses ?

2. Quel est le produit qui ne peut être considéré comme un produit laitier ?

3. Quels sont les produits qui comptent le plus de calories ?

4. Comment comparer le prix des produits sans nom ou de marque maison à celui des produits de grande marque ?

5. Quelle est la différence entre le beurre et la margarine ?

RAYON DE LA VIANDE, DU POISSON, DE LA VOLAILLE ET DES SUBSTITUTS

Questions :

1. Qu'est-ce qui distingue les différentes coupes de bœuf ?

2. Les viandes préparées (charcuterie) contiennent-elles plus de matières grasses ? Quelles sont celles qui en contiennent le moins ?

3. Quels sont les poissons les plus sains ? Quels sont les meilleurs moyens de les préparer ?

4. Quel type de poulet est-il préférable d'acheter ? Comment peut-on économiser à l'achat de poulet ?

Rayon du pain et des céréales

Prévoyez une variété de pains : blanc, 100 p. 100 et 60 p. 100 de blé entier, graham, seigle, son d'avoine, grains multiples. Conservez le sac de plastique sur lequel est inscrite l'information nutritionnelle. Recueillez et aplatissez différentes boîtes de céréales et de craquelins.

Questions :

1. Quels sont les pains qui contiennent le plus de fibres ?

2. Quelles sont les céréales qui contiennent le plus de fibres ? Le moins de fibres ? Le plus et le moins de sucre ?

Rayon des fruits et legumes

Apportez un assortiment de fruits et légumes frais, congelés et en conserve, ou des emballages vides. Disposez quelques fruits et légumes frais sur la table. Essayez d'inclure des fruits et légumes moins courants et des conseils de préparation, que l'on trouve souvent dans les supermarchés accompagnés de cartes de recettes.

Questions :

1. Quelle est la différence entre les légumes et les fruits frais, congelés et en conserve ?

2. Parmi ces fruits et légumes emballés, lesquels contiennent le plus de sucre ?

Rayon des conserves

Présentez un éventail de produits en conserve, comme du thon, des soupes et des légumineuses.

Questions:

1. Le thon en conserve à l'huile contient une quantité de matières grasses supérieure à celle que contient le thon à l'eau ; de combien est-elle supérieure ?

2. Quelle est la différence entre les légumineuses sèches et en conserve ?

3. Est-il préférable de choisir les aliments en conserve ou les aliments surgelés ?

Autres aliments

Présentez une variété de paquets d'aliments de casse-croûte populaires : croustilles, bretzels, croustilles sans cholestérol, crème glacée de première qualité, yogourt glacé, vinaigrette, mayonnaise.

Questions:

1. Quelles sont les croustilles qui ne contiennent pas de cholestérol ?

2. Qu'est-ce qui contient le plus de calories : la crème glacée de première qualité ou le yogourt glacé ?

3. Qu'est-ce qui contient le plus de matières grasses : la vinaigrette ou la mayonnaise ?

Liste d'épicerie

Vous voulez faire des courses ? Faites d'abord une liste.

Vérifiez les aliments dont vous avez besoin et inscrivez-les dans la liste. Choisissez une variété d'aliments sains des quatre groupes alimentaires. Recherchez des aliments riches en fibres et à faible teneur en matières grasses. Pour savoir ce qui est en promotion, consultez les dépliants publicitaires des supermarchés.

Lait et produits laitiers

_____

_____

_____

_____

_____

_____

Viande et substituts

_____

_____

_____

_____

_____

_____

Fruits et légumes

_____

_____

_____

_____

_____

_____

Pain et céréales

_____

_____

_____

_____

_____

_____

Conserves

_____

_____

_____

_____

_____

_____

Produits congelés

_____

_____

_____

_____

_____

Autres aliments et produits non alimentaires

_____

_____

_____

_____

_____

_____

_____

_____

_____

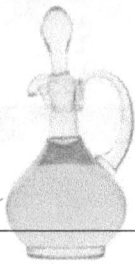

Allégations nutritionnelles

Réduit en calories

Le produit contient 50 p. 100 de moins de calories que la version ordinaire du produit, mais n'est pas nécessairement faible en calories ou en matières grasses. Cette allégation peut induire en erreur les personnes qui cherchent à perdre du poids, souffrent de diabète ou doivent suivre un régime hypocalorique.

Hypocalorique ou faible en calories

Le produit contient moins de 15 calories par portion.

À faible teneur en matières grasses

Le produit ne contient pas plus de trois grammes de matières grasses par portion. Cela ne veut pas dire nécessairement que l'aliment est hypocalorique ; en effet, on ajoute souvent du sucre pour donner du goût aux aliments à faible teneur en matières grasses.

Léger ou allégé

Ces adjectifs peuvent décrire différentes propriétés du produit. Par exemple, l'aliment peut avoir un goût léger, ou contenir moins de matières grasses que le produit ordinaire. Souvent, les consommateurs tiennent pour acquis qu'un produit « léger » contient moins de calories ou de matières grasses.

Sans cholestérol

Le produit ne contient pas plus de trois milligrammes de cholestérol par 100 grammes. Cette allégation est souvent employée pour les produits telle que l'huile végétale qui ne contiennent jamais de cholestérol.

À faible teneur en acides gras saturés

Le produit ne contient pas plus de deux grammes d'acides gras saturés par portion. Pas plus de 15 p. 100 de l'énergie totale ne peut provenir des acides gras saturés.

Source de fibres alimentaires

Le produit contient au moins deux grammes de fibres alimentaires par portion.

Source élevée de fibres alimentaires

Le produit contient au moins quatre grammes de fibres alimentaires par portion.

Source très élevée de fibres alimentaires

Le produit contient au moins six grammes de fibres alimentaires par portion.

Sans sucre ajouté, non sucré

Le produit peut contenir du sucre à l'état naturel, mais aucun sucre supplémentaire n'a été ajouté. Par exemple, on voit souvent sur l'étiquette des jus de fruit qu'ils sont sucrés ou non sucrés.

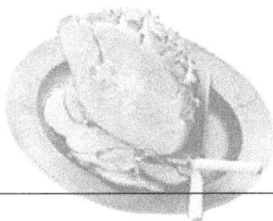

Stratégies d'achat

Rayon des produits laitiers

- Prenez garde aux matières grasses. Le lait entier (homogénéisé) contient près de deux fois plus de matières grasses que le lait 2 %, soit neuf grammes de matières grasses par portion de 250 ml (1 tasse) comparé à cinq grammes.

- Attention au sel (sodium). Les produits de fromage fondu contiennent parfois plus de sel que le fromage ordinaire.

- La crème sure, la crème, le beurre et la margarine ne figurent pas dans le groupe des produits laitiers du *Guide alimentaire canadien pour manger sainement* et ne peuvent pas remplacer le lait.

- Les œufs ne sont pas un produit laitier, même s'ils se trouvent au rayon des produits laitiers du supermarché. Il y sont placés parce qu'ils doivent être réfrigérés.

- Les produits laitiers ne contiennent pas de fibres.

- Le beurre et la margarine sont des aliments qui ne contiennent que des matières grasses et que l'on doit consommer avec modération. Le beurre contient surtout du gras saturé, qui est à l'état solide à la température de la pièce. Les margarines de qualité sont faites surtout de gras polyinsaturé et monoinsaturé, qui se présentent sous forme liquide à la température de la pièce. Pour faire de la margarine un produit mou et tartinable, il faut ajouter une certaine quantité de gras saturé, par exemple, de l'huile de palme ou de palmiste, ou d'acides gras « trans », durcis par un processus appelé hydrogénation. Recherchez les margarines non hydrogénées en lisant les étiquettes.

Rayon de la viande, du poisson, de la volaille et des substituts

- Le haut de surlonge est plus persillé (c'est-à-dire parsemé d'infiltrations de gras blanc) que l'extérieur de ronde, qui est une coupe moins tendre mais moins riche en gras, idéale pour les ragoûts et les soupes.

- Les viandes préparées contiennent généralement beaucoup de matières grasses et de sel. Parmi les viandes riches en gras, mentionnons le salami, le proscuitto, la mortadelle, le saucisson et le bacon. Les viandes les moins riches en gras comprennent le rosbif, le poulet, la dinde et le jambon maigre. Recherchez les viandes froides à faible teneur en matières grasses que l'on peut trouver de nos jours sur le marché. Contrairement aux viandes préparées, la viande fraîche ne contient pas beaucoup de sel.

- Les bâtonnets de poisson ont du succès, mais ils contiennent souvent beaucoup de matières grasses. Il est plus sain d'acheter des filets de poisson congelés ou frais et de les faire cuire au gril ou au barbecue.

- Le poulet est vendu avec ou sans la peau et les os, entier ou en morceaux. Le prix varie en conséquence.

- La viande ne contient pas de fibres.

Rayon du pain et des céréales

- Tous les produits céréaliers, y compris le pain et les céréales, contiennent des glucides complexes.

- Certains produits de ce groupe alimentaire sont riches en matières grasses, entre autres, les croissants, les pâtisseries, les biscuits, les gâteaux et certains muffins et beignets. Ne renoncez pas à ces aliments, mais mangez-en moins souvent.

- Attention aux céréales ou tablettes granola ; certaines sont riches en matières grasses. Choisissez de préférence les granolas et müeslis faibles en gras.

Rayon des fruits et légumes

- Achetez et mangez beaucoup de fruits et de légumes, qui sont tous pauvres en matières grasses et riches en antioxydants.

- Dans la mesure du possible, achetez des fruits et légumes de saison cultivés dans votre région ; ils sont plus nutritifs et moins chers. Les fruits et légumes venus d'ailleurs sont souvent plus coûteux (en raison des frais de transport) et perdent une partie de leur valeur nutritive en cours de route.

- Les fruits et légumes surgelés représentent souvent un choix excellent et peu coûteux. Leur valeur nutritive est semblable aux fruits et légumes frais ; elle est même parfois supérieure pendant l'hiver, car plusieurs jours s'écoulent entre la cueillette et l'achat des fruits et légumes frais.

- Les fruits et légumes peuvent être mis en conserve, mais ce mode de conservation peut réduire leur teneur en antioxydants.

- Certains fruits en conserve ont été additionnés de sucre. Ils portent la mention « sirop léger » ou « sirop épais » et peuvent contenir l'équivalent de 60 g (5 cuil. à soupe) de sucre par portion de 125 millilitres (1/2 tasse).

- Les fruits contenus dans un morceau de tarte ne comptent pas pour une portion de fruits.

Rayon des conserves

- Comparez le thon en conserve à l'huile et le thon en conserve à l'eau. Le premier contient environ huit grammes de gras de plus (deux cuil. à thé) par 135 g de thon égoutté. La teneur en matières grasses est encore plus élevée si l'huile est consommée.

- On trouve rarement un tableau d'information nutritionnelle sur les boîtes de soupe en conserve. La plupart de ces soupes sont riches en matières grasses. On peut être tenté de croire qu'une soupe « légère » contient moins de calories, mais sans information nutritionnelle, il est difficile de le confirmer. Les soupes aux légumes contiennent généralement moins de gras et sont un choix plus judicieux que les crèmes.

- Les haricots rouges en conserve sont plus coûteux que les haricots secs, qui sont également faciles à préparer. Faites tremper les haricots secs dans l'eau froide pendant la nuit, puis ajoutez-les à vos soupes ou ragoûts. Faites-les cuire jusqu'à ce qu'ils soient tendres. Les légumineuses (pois à hile noir [pois « yeux noirs »], pois chiches, haricots ronds blancs, fèves rouges), les lentilles (brunes et rouges) et les pois cassés remplacent à merveille les sources de protéines animales. Les légumineuses et les lentilles sont tout indiquées pour les végétariens lorsqu'on les combine aux céréales pour obtenir des protéines complètes.

- Les aliments en conserve contiennent plus de sel que les aliments frais et congelés.

- Les soupes consistantes, les ragoûts et les pâtes alimentaires en conserve sont généralement riches en matières grasses.

Autres aliments

- Dans la publicité, les croustilles sont souvent présentées « sans cholestérol ». Or, les croustilles ne contiennent jamais de cholestérol. Comparez les types et quantités de matières grasses qu'elles contiennent.

- Il y a une énorme différence entre la crème glacée et le yogourt glacé quant à la teneur en matières grasses, mais ces deux produits procurent généralement autant de calories car le yogourt contient beaucoup de sucre. Les consommateurs pensent souvent à tort qu'ils peuvent manger plus de yogourt glacé parce qu'il contient moins de matières grasses. Il est vrai, cependant, que le yogourt est plus sain pour le cœur.

- La mayonnaise est faite d'huile et de jaunes d'œufs et contient beaucoup de matières grasses et de cholestérol. Ainsi, 15 ml (une cuil. à soupe) de mayonnaise ordinaire contient 12 g de matières grasses ; la même quantité de sauce à salade ordinaire en contient de cinq à sept gammes, ou un à trois grammes pour les sauces à faible teneur en gras. Certaines vinaigrettes sont faites d'huile et de vinaigre, et contiennent donc moins de gras. Pour la plupart des gens, il est sage de choisir une sauce à salade hypocalorique ou sans gras.

- La plupart des aliments de casse-croûte contiennent beaucoup de matières grasses et de sel (sodium).

- La plupart des aliments de casse-croûte contiennent peu d'éléments nutritifs (vitamines et minéraux). Choisissez plus souvent des fruits et des légumes pour obtenir plus d'éléments nutritifs. Les aliments comme le maïs soufflé sans beurre et les bretzels contiennent peu de gras, mais prenez garde à leur teneur en sel.

L'exercice, la nutrition et le rétablissement

Documents à distribuer

- Mythes concernant l'exercice
- Comment intégrer la viande dans votre alimentation
- Quoi faire pour avoir une alimentation végétarienne assez riche en protéines
- Conseils nutritionnels pour les personnes qui font de l'exercice pendant leur rétablissement

Autres ressources

Voir l'annexe pour savoir comment obtenir les documents suivants.

- *Guide d'activité physique canadien pour une vie active saine* : guide, cahier d'accompagnement, affiche.
- *Guide d'activité physique canadien pour une vie active saine pour les aînés* : guide, cahier d'accompagnement, affiche.
- *Lighthearted Cookbook*
- *Guide alimentaire canadien pour manger sainement*

LÉGENDE	
▷	**Attention**
🗎	**Autre lecture**

L'exercice, la nutrition et le rétablissement

Le présent module aborde les idées fausses concernant l'exercice et la nutrition. Il propose des stratégies d'exercice et d'alimentation saine qui permettent aux clients de faire des choix judicieux pour leur santé, leur poids et leur forme physique.

Bien des gens pensent à tort que l'exercice doit être douloureux pour être efficace. Bien d'autres aussi croient que la marche n'est pas un bon exercice. En réalité, c'est un excellent moyen de brûler la graisse et de tonifier le corps. Pour la plupart des personnes en rétablissement, la marche est une activité sûre et facile.

Un autre mythe consiste à croire que l'exercice doit être aérobique ou nécessite une adhésion coûteuse à un centre de conditionnement physique. Ces deux possibilités sont valables pour dresser un programme régulier, mais ce ne sont pas des nécessités. Le présent module est destiné aux clients qui veulent intégrer l'exercice dans leur plan de rétablissement.

L'EXERCICE ET LE RÉTABLISSEMENT

Les clients devraient consulter leur médecin avant d'entreprendre un programme d'exercice. Pendant le sevrage, il est généralement recommandé de s'en tenir à de la marche supervisée. Les sports de contact comme le volley-ball et le soccer sont déconseillés. Après quelques semaines de traitement, un programme de loisirs supervisé pourrait être salutaire.

L'EAU

Toute personne qui fait de l'exercice se doit de boire assez d'eau. Il en va de même pour les personnes en rétablissement. On ne peut faire de l'exercice au mieux de ses possibilités quand on ne prend pas assez d'eau ou qu'on se déshydrate en transpirant. La transpiration est bénéfique pour le corps, car elle le refroidit et régularise la température interne.

L'organisme d'une personne toxicomane doit consacrer beaucoup d'énergie à la désintoxication. La déshydratation qui s'ensuit peut causer de graves problèmes de santé : problèmes digestifs, épuisement par la chaleur, étourdissements, maux de tête, sécheresse de la bouche, fatigue, hallucinations, absence de transpiration et de miction, et démarche instable. On voit que ces symptômes ressemblent beaucoup à ceux de l'ivresse ! Il importe particulièrement que les clients boivent le plus possible, surtout de l'eau, pour hydrater leurs tissus et favoriser le rétablissement de leur organisme.

La couleur de l'urine est un bon indicateur du niveau d'hydratation du corps. Une urine foncée de faible volume révèle une déshydratation ; il faut alors boire. Lorsque l'urine est jaune pâle, le corps est suffisamment hydraté. Soulignons cependant que certains suppléments vitaminiques changent la couleur de l'urine. C'est le cas des vitamines du complexe B, qui donnent chez certaines personnes une teinte verdâtre à l'urine.

Un autre moyen de vérifier si l'on est déshydraté est de se peser avant et après une séance d'exercice. La différence de poids représente l'eau perdue, et non la graisse brûlée. En buvant de l'eau, on ramène son poids au niveau antérieur.

GLUCIDES

Les glucides sont les éléments nutritifs par excellence pour nourrir les muscles et favoriser la santé. Malheureusement, une méprise concernant les glucides fait en sorte que bien des gens qui font de l'activité physique ont une alimentation déséquilibrée. Certains clients mangent trop peu de glucides, croyant à tort qu'ils font engraisser. D'ailleurs, les renseignements sur les aliments qui font engraisser suscitent souvent un débat animé chez les participants. Si le module *Les graisses alimentaires et la santé* a déjà été étudié, il suffit de passer en revue les aliments qui peuvent influer sur le poids et l'énergie.

Les matières grasses ont tendance à nous ralentir car l'organisme a besoin de plus d'énergie pour les digérer que pour digérer des glucides ou des protéines. Les aliments gras comme les croustilles, le maïs soufflé, les tartes, les gâteaux, les biscuits, les beignets et la crème glacée peuvent susciter de la fatigue s'ils sont consommés avant une séance d'exercice.

La surcharge glucidique est une technique diététique qui consiste à réduire l'apport en glucides pendant trois jours, puis à manger beaucoup de glucides. Cette technique a pour but d'accroître les réserves de glycogène dans les muscles. **Malheureusement, elle comporte de nombreux effets néfastes, comme de mauvaises performances physiques, une perte de tissus musculaires, de l'irritabilité et de la fatigue.**

Il est maintenant recommandé aux athlètes et aux personnes qui font de l'exercice de suivre un régime à forte teneur en glucides tout au long de leur entraînement, de commencer à réduire leur rythme d'entraînement de cinq à sept jours avant une compétition et de se reposer complètement un ou deux jours avant. Il est déconseillé aux clients en rétablissement de pratiquer la surcharge glucidique.

L'indice glycémique mesure la vitesse à laquelle le sucre ou le glucose parvient au sang. Les aliments à indice glycémique élevé (pommes de terre, flocons de maïs, miel) parviennent au sang très rapidement. Les aliments à indice glycémique faible (riz, pâtes, bananes) y parviennent plus lentement. Les diététistes se servent de cet indice pour concevoir des plans de repas destinés aux athlètes.

Les aliments à indice glycémique faible ou moyen, comme le riz, les pâtes alimentaires et les bananes, parviennent au sang lentement et sont tout indiqués avant une séance d'exercice, car ils procurent une énergie soutenue. Il est préférable de manger des aliments à indice glycémique élevé comme les pommes de terre, les flocons de maïs et le miel pendant ou après l'exercice.

PROTÉINES

Autrefois, les aliments riches en protéines (viande, poisson, œufs, volaille, fruits de mer, pois secs, lentilles, haricots, noix, tofu et légumineuses) constituaient le groupe alimentaire de base dans le régime des athlètes. En effet, ceux-ci mangeaient beaucoup de viande et d'aliments riches en protéines. On croyait que cela leur permettait d'augmenter leur masse musculaire.

Or, c'est l'exercice et non pas des protéines supplémentaires qui donne de la masse musculaire. Il faut manger des protéines tous les jours, de même que des céréales, des légumes, des fruits, ainsi que du lait et des produits laitiers. Les aliments riches en protéines procurent les aminoacides nécessaires pour bâtir et réparer les muscles, assurer le développement musculaire et prévenir l'anémie résultant d'une carence en fer.

Les personnes qui font de l'exercice ont besoin de deux ou trois portions d'aliments riches en protéines par jour. Seuls les diététistes peuvent déterminer les besoins précis en protéines des clients en rétablissement, car il faut tenir compte d'autres facteurs de santé. **Certains problèmes de santé nécessitent une baisse de l'apport en protéines pendant le rétablissement.**

Les personnes qui mangent de la viande peuvent suivre les conseils du document « Comment intégrer la viande dans votre alimentation ». Les végétariens peuvent obtenir leurs protéines d'autres sources. Il existe plusieurs types de végétarisme ; certains végétariens ne mangent pas de viandes rouges, d'autres évitent en plus de consommer des œufs et du lait.

Une alimentation végétarienne soigneusement planifiée peut être saine. Malheureusement, bien des végétariens éliminent les protéines de leur alimentation et consomment trop de glucides. Selon eux, la viande est difficile à digérer ou mauvaise pour la santé, ou bien il est immoral d'en consommer. Quoi qu'il en soit, il faut consommer des protéines pour être en bonne santé.

On peut être végétarien et en bonne santé, à condition d'adopter un régime équilibré et de consommer assez de protéines végétales pour obtenir tous les aminoacides dont on a besoin.

Toutes les protéines sont composées d'aminoacides que le corps utilise pour bâtir les tissus. Ces acides sont au nombre de 21 et chaque type de protéine en comprend une partie. D'autres sont fabriqués par l'organisme. Cependant, neuf d'entre eux, les aminoacides essentiels, doivent provenir des aliments.

Le lait, les produits laitiers, la volaille, les poissons et fruits de mer ainsi que les autres aliments d'origine animale contiennent les neuf aminoacides essentiels. On dit souvent qu'ils comprennent des protéines complètes. Les protéines des aliments dérivés du soya, comme le tofu et les boissons au soya, sont également complètes. Par contre, celles que contiennent les aliments d'origine végétale comme les lentilles, le riz, les pâtes alimentaires, les haricots, les noix, les fruits et les légumes sont incomplètes car elles sont dépourvues d'un ou de plusieurs aminoacides essentiels. Les végétariens doivent donc apprendre à combiner divers aliments d'origine végétale pour obtenir des protéines complètes. Le document à distribuer « Quoi faire pour avoir une alimentation végétarienne assez riche en protéines » propose des conseils à ce sujet.

Les suppléments de protéines et d'aminoacides pour les clients en rétablissement

Beaucoup de mythes circulent concernant l'utilité de prendre des suppléments de protéines pendant le rétablissement. Dans la publicité, on prétend que les poudres de protéines et les suppléments d'aminoacides sont essentiels au développement optimal des muscles. Des produits comme l'arginine, l'ornithine et les aminoacides de forme libre sont populaires chez les culturistes. Les suppléments de protéines sont souvent coûteux ; pourtant, il est possible d'obtenir suffisamment de protéines et d'aminoacides dans les aliments.

En outre, les aliments procurent d'autres éléments nutritifs nécessaires à la santé, qui sont présents en quantités équilibrées, contrairement aux suppléments, qui fournissent souvent des doses excessives d'un ou de deux aminoacides.

La réglementation des suppléments d'aminoacides varie d'un pays à l'autre. L'utilité des aminoacides pris séparément pour le culturisme n'a pas été démontrée scientifiquement. Pour bâtir les muscles, l'organisme a besoin de tous les aminoacides essentiels. Pour les obtenir, il suffit de manger des aliments sains, qui en procurent un éventail équilibré et sont moins chers que les suppléments.

SUPPLÉMENTS DE SODIUM (SEL)

Pendant le rétablissement, il n'est pas recommandé de prendre des suppléments de sel. La transpiration entraîne la perte d'une partie des réserves de sodium de l'organisme, sans pour autant les épuiser. La plupart des régimes alimentaires procurent de trois à 12 fois plus de sodium que ce dont l'organisme a besoin. Comme le sodium est présent à l'état naturel dans de nombreux aliments, l'organisme en recevra bien assez, même si aucun sel n'est ajouté aux aliments.

LES BOISSONS POUR SPORTIFS PENDANT LE RÉTABLISSEMENT

Les boissons pour sportifs ne sont pas recommandées pendant le rétablissement d'une toxicomanie. Les athlètes en prennent souvent pendant les compétitions. Une personne qui fait de l'exercice pendant moins de quatre heures par jour n'en tirerait aucun avantage. Ces boissons contiennent des glucides appelés polymères de glucose. Elles augmentent la teneur en glucose du sang en vue d'une compétition. Les aliments qui contiennent du glucose et d'autres sucres (comme les fruits et les jus de fruit) sont tout aussi efficaces, car ils procurent du sucre à l'organisme, tout en étant moins chers. Ces aliments contiennent aussi d'autres éléments nutritifs dont on a besoin pendant le rétablissement.

CONSEILS NUTRITIONNELS POUR LES PERSONNES QUI FONT DE L'EXERCICE PENDANT LEUR RÉTABLISSEMENT

Le document à distribuer « Conseils nutritionnels pour les personnes qui font de l'exercice pendant leur rétablissement » devrait être utilisé parallèlement au document « Bien manger pour mieux se porter ». Une heure avant de faire de l'exercice léger ou modéré, le client en rétablissement devrait prendre une légère collation, par exemple un petit verre de lait et/ou un muffin. L'exercice cause de la fatigue si le taux de sucre dans le sang est faible ou si on saute des repas. Toutes les 15 minutes d'exercice, le client devrait prendre au moins deux tasses d'eau. Après l'exercice, il est recommandé de manger d'autres aliments. L'exercice contribue au rétablissement, mais il accroît les besoins en éléments nutritifs et nécessite un régime équilibré.

Les personnes qui font beaucoup d'exercice ou qui veulent accroître leur endurance devraient consulter un nutritionniste sportif, qui lui montrera comment constituer des réserves de glycogène. Le glycogène est la forme sous laquelle sont emmagasinés les glucides dans l'organisme ; il constitue la principale source d'énergie pour les muscles pendant l'exercice. Une alimentation riche en glucides favorise l'activité physique en permettant l'accumulation de glycogène dans les muscles et le foie.

CONCLUSIONS

Il n'existe pas de méthode nutritionnelle miracle adaptée à toutes les situations. Il est donc essentiel que ce module soit présenté par un diététiste. Les professionnels de la santé qui envisagent de le faire doivent comprendre parfaitement les besoins des clients qui veulent faire de l'exercice afin de leur fournir des conseils nutritionnels propices à leur rétablissement.

LECTURE RECOMMANDÉE

CLARK, N. *Nancy Clark's Sports Nutrition Guidebook* (2e éd.), Sports Medicine Brookline, Brookline (Massachusetts), 1997.

PLAN DE LEÇON : L'exercice, la nutrition et le rétablissement

Note à l'intention de l'animateur

Le présent module reprend certains conseils présentés dans d'autres modules. Cependant, il fournit des renseignements supplémentaires sur les éléments nutritifs additionnels dont on a besoin pendant le rétablissement lorsqu'on entreprend un programme d'exercice. Le client qui souhaite faire de l'exercice pendant le rétablissement devrait recevoir l'approbation préalable de ses médecins. À l'Institut Donwood du Centre de toxicomanie et de santé mentale, le médecin de famille signe un formulaire autorisant les clients inscrits aux programmes en établissement à faire de l'exercice.

Les clients de jour ou externes sont invités à consulter leur médecin avant d'entreprendre un programme d'exercice. Il est également recommandé de les diriger vers un ludothérapeute ou un physiologiste de l'exercice.

Objectifs

1. Étudier le rôle de la nutrition dans le rétablissement et l'exercice.

2. Répondre à certains besoins en matière d'alimentation et d'exercice pendant le rétablissement.

Documents à distribuer

• Mythes concernant l'exercice

• Conseils nutritionnels pour les personnes qui font de l'exrcice pendant leur rétablissement

• Comment intégrer la viande dans votre alimentation

• Quoi faire pour avoir une alimentation végétarienne assez riche en protéines

Autres ressources

Voir l'annexe pour savoir comment obtenir les documents suivants.

• *Guide d'activité physique canadien pour une vie active saine* : guide, cahier d'accompagnement, affiche.

• *Guide d'activité physique canadien pour une vie active saine pour les aînés* : guide, cahier d'accompagnement, affiche.

• *Cooking for Heart Health*

• *Guide alimentaire canadien pour manger sainement*

DÉROULEMENT

OBJECTIF 1

• Discutez des idées fausses qui circulent au sujet des sports, de l'exercice et de la nutrition, dans le cadre d'une période de questions. Divisez le groupe en équipes de deux ; demandez à chaque équipe de discuter d'un mythe répandu concernant la nutrition, en se fondant sur les renseignements présentés dans le module. En groupe, voyez si chaque équipe peut « coller » les autres. Les clients apprécient généralement cette activité, qui détourne l'attention de l'animateur en tant qu'« expert » et leur permet de s'informer de façon amusante. Utilisez le document « Mythes concernant l'exercice » pour cette activité.

OBJECTIF 2

Questions à poser aux participants :

1. De combien de protéines a-t-on besoin ?

2. Comment intégrer la viande dans son alimentation ?

3. Le végétarisme est-il recommandé aux personnes en rétablissement ? Pourquoi ou pourquoi pas ?

4. Quels sont les avantages et les inconvénients des suppléments de protéines et d'aminoacides par rapports aux aliments ?

Donnez aux clients les documents « Comment intégrer la viande dans votre alimentation » et « Quoi faire pour avoir une alimentation végétarienne assez riche en protéines ».

Activité :

Demandez aux clients de participer à un cours interactif sur la préparation d'un repas riche en glucides et en protéines et pauvre en gras. Anne Lindsay a publié une excellente série de livres de recettes (entre autres, *Lighthearted Cookbook*). Voir l'annexe pour savoir où trouver ses livres.

Distribuez aux clients le document « Conseils nutritionnels pour les personnes qui font de l'exercice pendant leur rétablissement ».

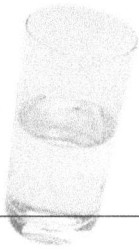

Mythes concernant l'exercice

1. Les personnes qui font de l'exercice ont besoin de plus de protéines que les personnes sédentaires.
Vrai ou faux ?

FAUX. La plupart des Canadiennes et Canadiens, y compris ceux qui font de l'activité physique, consomment suffisamment de protéines. Si vous croyez pouvoir accroître votre masse musculaire en mangeant plus de protéines, détrompez-vous. Si vous en mangez trop, l'organisme transforme l'excédent en gras. Seul l'entraînement vous permettra d'augmenter votre masse musculaire.

2. Les boissons pour sportifs sont spécialement conçues pour procurer les éléments nutritifs perdus lors de l'exercice.
Vrai ou faux ?

FAUX. Ces boissons sont enrichies de vitamines et de minéraux, mais leur prix ne justifie pas leurs avantages. L'eau est le meilleur désaltérant, que ce soit avant, pendant ou après l'exercice.

3. Le céleri a des « calories négatives » car en le mâchant, on brûle plus de calories qu'il n'en contient.
Vrai ou faux ?

FAUX. Comme la laitue Iceberg et le concombre, le céleri contient beaucoup d'eau et est presque sans calories. Ainsi, un morceau de 20 centimètres ne procure que six calories. Manger un bout de céleri brûle un nombre insignifiant de calories ; aucun aliment n'a de « calories négatives ».

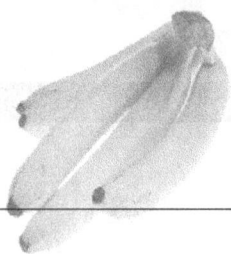

Conseils nutritionnels pour les personnes qui font de l'exercice pendant leur rétablissement

- Prenez tous les jours des repas et collations réguliers et équilibrés pour nourrir vos muscles et les préparer à l'exercice. Bien des gens qui abusent de l'alcool et des drogues sautent des repas et des collations. Quand on a cette habitude, un programme d'exercice peut susciter de la fatigue et décourager d'autres tentatives visant à adopter un mode de vie sain.

- Mangez moins d'aliments riches en protéines une ou deux heures avant de faire de l'exercice. Le fromage, la viande et le beurre d'arachide demeurent plus longtemps dans l'estomac parce qu'ils sont riches en matières grasses.

- Limitez votre consommation d'aliments riches en matières grasses. Mangez moins de graisse, surtout de matières grasses saturées d'origine animale et d'huiles tropicales comme l'huile de noix de coco et l'huile de palme. Prenez moins souvent des aliments rapides comme le pepperoni, le saucisson, des viandes préparées (mortadelle, charcuterie) et des pâtisseries. Utilisez moins d'huile et évitez le saindoux, le shortening et les autres graisses animales, dont se servent les restaurants qui vendent des aliments à grande friture.

- Laissez-vous le temps de digérer. Si vous faites de l'exercice tout de suite après le repas, vous ne vous sentirez peut-être pas bien. Attendez au moins deux heures après un repas ou une heure après une collation avant de faire des exercices intenses.

- Pour éviter la fatigue, buvez beaucoup pour hydrater votre organisme, qui pourra ainsi maintenir son équilibre hydrique.

- Limitez votre consommation de sucre. Si vous mangez des aliments riches en sucre lorsque vous faites de l'exercice, vous vous sentirez peut-être mieux pour commencer, mais vous aurez tôt fait de vous sentir fatigué et étourdi en raison d'une baisse du taux de sucre dans le sang.

- Les clients qui commencent à faire de l'exercice devraient prendre des aliments à la fois nutritifs et savoureux. Parmi les aliments riches en glucides et à faible teneur en matières grasses, mentionnons le pain, les muffins anglais, les bagels, les craquelins, les pâtes alimentaires, les fruits et les légumes.

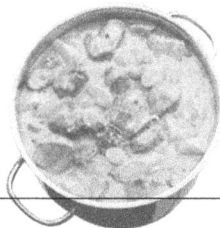

Comment intégrer la viande dans votre alimentation

Pour bâtir et réparer les muscles, il faut consommer assez de protéines. Le tiers de ce que vous mangez devrait être constitué d'aliments riches en protéines.

- Pour éliminer du gras, égouttez le bœuf haché dans une passoire et rincez-le à l'eau chaude avant de l'ajouter à vos sauces. Avant de mettre de la viande dans vos soupes et ragoûts, laissez-la refroidir puis enlevez le gras qui flotte à la surface.

- Considérez la viande comme un mets d'accompagnement. Ajoutez un peu de bœuf haché extra-maigre à votre sauce à spaghetti, ou faites sauter une petite quantité de viande avec beaucoup de légumes. Faites cuire une côtelette et remplissez le reste de votre assiette de riz, de pâtes ou de légumes. Ne prenez qu'une petite portion de viande, de la taille d'un jeu de cartes (60 g ou 2 oz). Mettez davantage de légumes dans vos soupes et ragoûts.

- Lorsque vous mangez au restaurant, éliminez un peu de graisse de votre hamburger en l'absorbant avec une serviette de table ou une tranche de pain.

- Achetez des coupes de viande extra-maigres pour réduire votre consommation de matières grasses saturées. Plus la viande est persillée, plus elle est grasse. Enlevez le gras visible avant la cuisson et évitez de manger la peau de la volaille, riche en matières grasses.

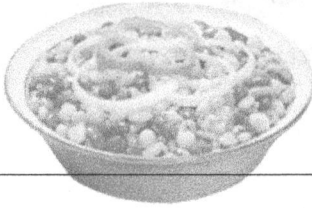

Quoi faire pour avoir une alimentation végétarienne assez riche en protéines

Le lait, les produits laitiers, la volaille, les poissons et fruits de mer ainsi que les autres aliments d'origine animale contiennent les neuf aminoacides essentiels. On dit souvent qu'ils comprennent des protéines complètes. Les protéines des aliments dérivés du soya, comme le tofu et les boissons au soya, sont également complètes. Par contre, celles que contiennent les aliments d'origine végétale comme les lentilles, le riz, les pâtes alimentaires, les haricots, les noix, les fruits et les légumes sont incomplètes car elles sont dépourvues d'un ou plusieurs aminoacides essentiels. Les végétariens doivent donc apprendre à combiner divers aliments d'origine végétale pour obtenir des protéines complètes.

Voici quelques combinaisons d'aliments qui procurent des protéines complètes.

- riz et haricots
- pain et haricots
- pâtes alimentaires et fromage
- céréales et lait
- pain et fromage
- pain et beurre de noix
- pois chiches et tahini

La santé des femmes en rétablissement

Documents à distribuer

- Conseils alimentaires pour les femmes en rétablissement
- Thérapies naturelles

Autres ressources

Voir l'annexe pour savoir comment obtenir les documents suivants.

- *Nutrition to Go! Healthy Eating Includes Quick Meals at Home*
- *Manger mieux partout ! À l'extérieur de la maison*
- *Manger mieux partout ! À la maison*
- *Auto-test nutrition pour les femmes*

LÉGENDE	
▷	**Attention**
🗎	**Autre lecture**

La santé des femmes en rétablissement

Les Diététiciens du Canada et l'American Dietetic Association considèrent qu'en raison de facteurs biologiques, psychologiques, sociaux, économiques et politiques, les femmes courent un risque accru de maladies et d'affections liées à la nutrition. Ces deux organismes préconisent fortement des activités de promotion de la santé, de la recherche sur la santé des femmes, des services de santé et des initiatives d'action sociale afin d'aider les femmes à adopter des habitudes alimentaires favorables à la santé.

D'après les statistiques, les femmes vivent plus longtemps et ont des habitudes de vie plus saines que les hommes. Paradoxalement, toutefois, elles éprouvent en général plus de problèmes de santé. Les femmes peuvent tout de même tirer profit des connaissances actuelles pour améliorer leur santé. Le présent module est conçu pour aider les femmes en rétablissement à comprendre le rôle de la nutrition dans la santé physique et psychologique.

LA NUTRITION ET LE CYCLE HORMONAL

La connaissance du lien entre la nutrition et les niveaux hormonaux peut aider les clientes à bien se porter et à améliorer leur santé pendant leur rétablissement. Les niveaux hormonaux fluctuent tous les mois, se répercutant ainsi sur la santé des os, du cœur et de l'organisme en général.

Il arrive à toutes les femmes d'avoir un niveau très bas d'œstrogène, notamment pendant la période prémenstruelle (14 jours avant le début du cycle menstruel), le post-partum (après l'accouchement) et la ménopause.

Une légère baisse du taux d'œstrogène dans le sang peut occasionner chez les femmes des envies constantes de sucreries, une humeur maussade, un sentiment de dépression ou de fatigue, des ballonnements ou d'autres malaises physiques. Ces problèmes découlent du fait que les cellules cérébrales sont sensibles à la fluctuation du taux d'œstrogène. Les mauvais jours, la teneur en œstrogène est faible et la teneur en progestérone est élevée dans le cerveau. Les cellules cérébrales qui réagissent à l'œstrogène fonctionnent plus lentement et produisent moins de neurotransmetteurs comme la sérotonine, qui régit le plaisir. La sérotonine procure une sensation de calme et de détente, et favorise le sommeil.

Pendant la période prémenstruelle, le besoin d'énergie (c.-à-d. d'aliments) est plus élevé. C'est à ce moment-là que bien des femmes mangent trop, surtout des aliments riches en matières grasses et en calories. Une bonne alimentation, de l'exercice et de la détente peuvent soulager les symptômes ressentis lorsque le niveau d'œstrogène baisse.

Divers facteurs influent directement sur le niveau d'œstrogène dans le sang, notamment le gain de poids, la grossesse, l'utilisation de contraceptifs oraux et l'œstrogénothérapie. Il en va de même de l'alcool et des autres drogues.

LE LIEN ENTRE L'ALCOOL ET L'ŒSTROGÈNE

Le lien entre l'alcool et l'œstrogène se manifeste lors de la transformation de ces deux substances dans le foie. Ainsi, le foie transforme l'alcool en énergie. Avec le temps, les calories supplémentaires provenant de l'alcool peuvent être emmagasinées sous forme de graisse, soit dans le foie lui-même soit dans le reste du corps. Lorsque le foie traite de grandes quantités d'alcool, l'œstrogène échappe à l'action des enzymes hépatiques conçus pour l'éliminer du sang et le décomposer. Par conséquent, le taux d'œstrogène dans le sang est supérieur à la normale.

Un niveau élevé d'œstrogène peut augmenter les risques de cancer du sein. Chez les femmes d'Amérique du Nord, il s'agit de la forme de cancer la plus fréquente, et c'est la deuxième cause de décès dus au cancer. Il a été établi que les femmes qui boivent beaucoup d'alcool courent un plus grand risque de cancer du sein.

LA COCAÏNE

La cocaïne augmente la quantité de sérotonine utilisée dans le cerveau. Elle bloque le recaptage de la sérotonine qui est alors gaspillée.

Comme la sérotonine repose sur le niveau d'œstrogène, il est important pour les femmes qui se remettent d'une dépendance à la cocaïne d'adopter sans délai des habitudes alimentaires normales. Pendant la période prémenstruelle, le niveau d'œstrogène et de sérotonine baisse.

Une femme qui prend du crack, substance qui dérègle la chimie du cerveau, s'expose à un plus grand risque d'états de besoin, qui peuvent entraîner une surconsommation de nourriture et, par conséquent, un gain de poids.

Malheureusement, bien des femmes risquent alors de rechuter, croyant que la cocaïne est un moyen efficace de perdre du poids. On la surnomme même le régime « Jenny Crack ». Une intervention nutritionnelle auprès de ces femmes peut contribuer à mettre un terme au cycle de perte et de gain de poids que cause l'usage de la cocaïne.

L'ALIMENTATION COMME THÉRAPIE

L'alimentation a un effet considérable sur le cerveau. Alors qu'il faut des mois ou même des années avant que les habitudes alimentaires ne se reflètent sur la numération des globules rouges et les os, le cerveau ressent les effets des aliments moins d'une heure après que l'on a mangé.

Lorsque le niveau d'œstrogène est bas, il est possible de stimuler la production de sérotonine dans les cellules du cerveau sensibles à l'œstrogène en absorbant plus de tryptophane, un élément nutritif dont la sérotonine est dérivée. La sérotonine favorise le calme, la détente et le sommeil. Elle aide également à réduire les envies de sucreries, à soulager les sentiments de dépression et à maîtriser son poids sans suivre de régime amaigrissant.

Consultez le module *Les aliments et l'humeur* pour savoir comment augmenter naturellement le taux de sérotonine en mangeant plus d'éléments riches en glucides comme le pain, les céréales, les fruits et les légumes.

LES THÉRAPIES NATURELLES POUR LE SYNDROME PRÉMENSTRUEL, LA MÉNOPAUSE ET D'AUTRES PROBLÈMES DE SANTÉ

Les remèdes naturels suscitent un intérêt croissant pour soulager les problèmes de santé des femmes. Bien des femmes s'interrogent sur ces remèdes mais, comme les suppléments et les médicaments en vente libre, ils ne sont pas sans danger.

En raison de la complexité des remèdes naturels, les clientes ne devraient pas s'en autoprescrire ; il est préférable de demander conseil à un diététiste, à un pharmacien ou à un médecin. Dans ce domaine de la nutrition, le niveau d'expertise et d'intégrité varie considérablement. Certaines des plantes qui intéressent le plus les femmes sont décrites dans le document à distribuer « Thérapies naturelles ».

AUTRES QUESTIONS DE SANTÉ TOUCHANT LES FEMMES

Le contrôle du poids pendant le rétablissement

Bien des femmes qui subissent un traitement pour leur toxicomanie ont des antécédents de mauvais traitements d'ordre physique, affectif ou sexuel, de même que des troubles de l'alimentation. Certaines femmes en rétablissement ont même déjà pris des drogues pour contrôler leur poids.

Ostéoporose

L'ostéoporose est une maladie des os qui se caractérise par une diminution de la masse osseuse et un risque accru de fractures. Les femmes sont quatre fois plus susceptibles que les hommes d'en être atteintes.

L'ostéoporose est irréversible, mais on peut la prévenir en cherchant à obtenir une masse osseuse maximale pendant les 20 à 30 premières années de sa vie, afin de maintenir la santé de ses os pendant les périodes de perte osseuse causées par l'alcoolisme, la ménopause et le vieillissement. Pour avoir des os en santé, il faut des éléments nutritifs comme le calcium, la vitamine D et le magnésium. Des facteurs hormonaux et le mode de vie interviennent également. Par exemple, une forte consommation de caféine, de sodium et de protéines peut accélérer la perte osseuse.

Maladies cardiovasculaires

Environ un demi-million de femmes américaines de plus de 45 ans risquent d'être atteintes d'une maladie cardiovasculaire. Plus de femmes meurent de maladies cardiovasculaires que de toutes les formes de cancer. Les facteurs de risque chez les femmes comprennent le tabagisme, un taux élevé de cholestérol, l'obésité, la présence de graisse abdominale, le diabète, la consommation d'alcool, l'hypertension, la sédentarité et une alimentation riche en matières grasses.

Les jeunes femmes qui prennent 20 livres ou plus au début de leur vie adulte et conservent ces livres en trop doublent leur risque de maladie cardiovasculaire. L'œstrogène protège contre les maladies cardiovasculaires ; or, le niveau d'œstrogène baisse pendant la ménopause. Le risque de maladie cardiovasculaire est alors accru, car le taux de cholestérol augmente et bien des femmes prennent du poids.

Les femmes en rétablissement peuvent améliorer leur santé en se renseignant sur les changements qu'elles peuvent apporter à leur mode de vie. Le module *Les graisses alimentaires et la santé* est un outil d'enseignement utile pour encourager les femmes à changer leur alimentation afin de favoriser leur santé cardiaque.

CONSEILS ALIMENTAIRES POUR LES FEMMES EN RÉTABLISSEMENT

Les femmes devraient être invitées à se concentrer sur un seul changement alimentaire à la fois. Des changements modestes apportés au cours d'une longue période sont plus susceptibles de devenir permanents. Il faut également éviter de se peser trop souvent, car le poids fluctue beaucoup pendant la journée et ne représente pas un bon indicateur des risques pour la santé.

Le plan de leçon ainsi que le document à distribuer « Bien manger pour mieux se porter », contenu dans le module du même nom, proposent des conseils alimentaires à l'intention des femmes.

CONCLUSIONS

Le présent module traite de certaines questions de santé qui intéressent les femmes d'aujourd'hui. Afin de tenir compte de tous les besoins des femmes en rétablissement en matière de santé, ce module devrait être animé par un diététiste. Les professionnels de la santé qui veulent s'en charger devront avoir une excellente compréhension des risques de maladie et des besoins nutritionnels des femmes en rétablissement.

LECTURES RECOMMANDÉES

PAWLUK, L. *Estrogen Dilemmas, Today's Decisions, Tomorrow's Health*, Fresh Graphics, Redondo Beach (Californie), 1996.

TYLER, V. *The Honest Herbal* (3ᵉ éd.), Hawoeth Press Inc., New York, 1993.

BIBLIOGRAPHIE

Canadian Journal of Dietetic Practice and Research, vol. 60, n° 2, été 1999.

Les Diététiciens du Canada. *Newsletter 2.* National Nutrition Month, 1998.

Bureau d'information Becel sur la santé cardiaque. « L'enseignement de la cuisine et le modèle des étapes du changement », *Au cœur du sujet,* vol. 5, n° 1, printemps 1998.

Les Diététiciens du Canada. « Women's health and nutrition. Position of Dietitians of Canada and the American Dietetic Association », *Canadian Journal of Dietetic Practice and Research,* vol. 60, n° 2 (1999), p. 85-100.

PLAN DE LEÇON : La santé des femmes en rétablissement

Note à l'intention de l'animateur

Ce module vise à sensibiliser les femmes au rôle de la nutrition dans leur santé. Selon les aspects sur lesquels vous voulez vous concentrer, vous pouvez étudier en parallèle les modules suivants : *Bien manger pour mieux se porter, Les aliments et l'humeur, Maintenir un poids santé pendant le rétablissement, Les graisses alimentaires et la santé, Le rôle des fibres dans le rétablissement* et *La lecture des étiquettes et le supermarché virtuel.*

Objectifs

1. Comprendre le lien entre la nutrition et la santé des femmes.

2. Comprendre les effets de la toxicomanie sur la santé des femmes.

3. Se familiariser avec des pratiques nutritionnelles complémentaires.

Documents à distribuer

• Conseils alimentaires pour les femmes en rétablissement

• Thérapies naturelles

Autres ressources

Voir l'annexe pour savoir comment obtenir les documents suivants.

• *Nutrition to Go! Healthy Eating Includes Quick Meals at Home*

• *Manger mieux partout ! À l'extérieur de la maison*

• *Manger mieux partout ! À la maison*

• *Auto-test nutrition pour les femmes*

DÉROULEMENT

OBJECTIF 1

• Discutez des préoccupations générales des femmes sur leur santé.

• Discutez du lien entre la nutrition et le cycle hormonal et d'autres questions de santé touchant les femmes (ostéoporose, maladies cardiovasculaires, etc.).

OBJECTIF 2

- Discutez du lien entre l'alcool et l'œstrogène.

- Discutez des effets de la cocaïne sur la santé.

OBJECTIF 3

- Discutez de l'alimentation en tant que thérapie.

- Discutez des thérapies naturelles qui sont souvent recommandées aux femmes et de leur sécurité. Utilisez le document à distribuer « Thérapies naturelles ». Il est également utile de présenter un éventail d'ouvrages fiables sur cette question.

- Recommandations alimentaires.

- Les documents à distribuer du module *Les aliments et l'humeur* peuvent familiariser les clientes aux aliments qui stimulent la production de sérotonine.

- Discutez des stratégies d'adaptation pour faire face aux situations qui poussent à trop manger.

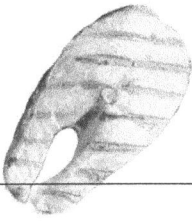

Conseils alimentaires pour les femmes en rétablissement

Il est recommandé à la plupart des femmes de prendre de 1 000 à 1 500 mg de calcium par jour, selon leur âge et d'autres facteurs. Le lait, le babeurre, le yogourt, le fromage, le saumon avec les arêtes, les amandes, le brocoli et les haricots contiennent du calcium. Une tasse (250 ml) en contient 340 mg.

On trouve de la vitamine D dans le lait et les huiles de foie de poisson. En outre, la peau en fabrique lorsqu'elle est exposée au soleil. Cette vitamine intervient dans l'absorption du calcium ; il faut en consommer tous les jours. Trois à quatre tasses (250 ml) de lait contiennent la dose quotidienne nécessaire de vitamine D.

Le magnésium est nécessaire pour régulariser le calcium et la vitamine D dans l'organisme. Les grains entiers, les produits laitiers et les légumes verts à feuilles en sont de bonnes sources.

Thérapies naturelles

Bien des gens en rétablissement s'interrogent sur le recours aux remèdes naturels, mais comme les suppléments et les médicaments en vente libre, ces produits ne sont pas sans risques. Comme les plantes médicinales ne sont pas réglementées, il est impossible de confirmer la composition des produits. En raison de la complexité de ces remèdes, les clients ne devraient jamais s'en autoprescrire, mais devraient plutôt consulter un spécialiste. Les femmes enceintes ou qui allaitent devraient notamment faire preuve de prudence.

L'actée à grappes noires est parfois employée pour traiter les douleurs menstruelles et le syndrome prémenstruel. Elle peut occasionner des effets secondaires comme des étourdissements, des maux de tête, des nausées, des raideurs et des tremblements. Les clientes ne devraient pas utiliser ce supplément, surtout si elles ont des problèmes cardiaques ou d'hypertension. Il suffit souvent de changer certaines habitudes pour soulager les problèmes menstruels.

L'ail permettrait de réduire la tension artérielle. Évitez l'ail sans odeur, dépourvu d'allicine (l'ingrédient actif) un antioxydant qui réduit la tension artérielle. L'ail nuit à l'action des anticonvulsifs. L'ail a un effet anticoagulant.

L'huile de bourrache a des propriétés semblables à l'huile d'onagre, mais elle contient plus d'acide linoléique, l'ingrédient actif de l'huile d'onagre. Ce produit peut être hépatotoxique et cancérogène ; il n'est pas recommandé.

La centella asiatique est l'une des herbes médicinales les plus reconnues pour le traitement des varices. Certaines études font état d'une réduction de la douleur et de la lourdeur dans les jambes, et elle ne semble causer généralement aucun effet secondaire.

Le chardon-Marie serait utile pour désintoxiquer le foie. Il n'y a pas d'effets secondaires connus, mais des essais cliniques sont en cours au Canada.

Le dong quai, également connu sous le nom d'aralia de Chine, est une herbe chinoise qu'il est déconseillé de s'autoprescrire. Le dong quai devrait être prescrit par un expert en plantes médicinales chinoises. Son efficacité et son innocuité n'ont pas été démontrées.

L'échinacée stimule le système immunitaire. Comme il peut exacerber l'inflammation, la prudence est de mise pour les personnes ayant des problèmes auto-immunitaires (sclérose en plaques, arthrite rhumatoïde, lupus, asthme, etc.).

L'éphédra, connue également sous le nom de ma huang, est populaire pour favoriser la perte de poids, mais n'est pas recommandée. Elle est dérivée de l'éphédrine, un stimulant puissant qui peut avoir des effets sur le cœur. On lui attribue 20 à 30 décès et plus de 800 cas de réactions indésirables.

Le gingembre se révèle parfois un remède efficace contre la nausée. Un thé au gingembre procure un soulagement aux personnes qui ont la nausée et des vomissements.

Le ginseng est un stimulant du système immunitaire dont il existe plusieurs variétés aux effets différents. Le ginseng sauvage américain et le ginseng de Sibérie ne sont pas du ginseng à proprement parler. Le ginseng le plus puissant est le ginseng blanc, qui aurait une action tonique ou ergogène (c'est-à-dire stimulante) chez les hommes et les femmes en santé. Aucune étude clinique n'a permis de démontrer l'efficacité du ginseng.

Ce produit est généralement sûr, mais il est coûteux. Il peut causer des effets secondaires légers comme des maux de tête, de l'insomnie, de l'angoisse, des démangeaisons cutanées et la diarrhée. Cependant, il peut entraîner également de graves réactions, comme une hausse de la tension artérielle, des crises d'asthme et des changements menstruels. Son usage est déconseillé.

La glucosamine est souvent recommandée pour soigner l'arthrite et les douleurs osseuses et articulaires. C'est un produit coûteux qui fait actuellement l'objet de recherches pour vérifier son efficacité et son innocuité.

L'hydraste stimule le système immunitaire et est déconseillé aux femmes enceintes. Il ne faut pas en prendre pendant plus d'une semaine à la fois.

La menthe poivrée est souvent recommandée pour ses propriétés calmantes, mais elle peut aggraver les symptômes de reflux (brûlures d'estomac).

Le millepertuis est souvent employé pour lutter contre la dépression et de nombreuses clientes l'essaient. Des essais cliniques approfondis sont en cours pour déterminer ses effets et son innocuité. Les clientes devraient consulter un médecin avant d'en prendre et s'abstenir d'en consommer si elles prennent d'autres antidépresseurs, car il pourrait en résulter des effets secondaires comme de l'agitation et une photosensibilité.

La réglisse, achetée sous forme de racine, doit être consommée avec prudence. Seule la réglisse DGL (déglycurrhizinée) est conseillée, car les autres formes peuvent perturber la tension artérielle. Elle facilite la digestion en stimulant la sécrétion de mucus dans l'estomac.

L'huile d'onagre permet, semble-t-il, de soulager les douleurs arthritiques, la colite ulcéreuse, le diabète, le psoriasis, l'eczéma, les douleurs aux seins et le syndrome prémenstruel, en plus de réduire les risques de maladie cardiovasculaire et de cancer. Selon certaines indications, elle permettrait de soulager l'inflammation des articulations causée par la polyarthrite rhumatoïde, mais les autres allégations n'ont pas été prouvées. L'huile d'onagre primevères réduit l'efficacité de certains médicaments, comme les anticonvulsifs et les phénothiazines.

Le soya contient des isoflavonoïdes et des lignanes, qui sont transformés en une substance semblable à l'œstrogène dans l'organisme et contribueraient à protéger contre le cancer. Parmi les sources de soya, on relève le tofu, les boissons au soya, les graines de soya et les protéines de soya. Le soya est particulièrement populaire chez les femmes en ménopause, car il peut atténuer les symptômes tels que les bouffées de chaleur.

Cependant, pour avoir un effet significatif sur la ménopause, le soya doit constituer une bonne partie de l'alimentation. La plupart des femmes n'en mangent pas assez pour en ressentir les effets.

Une alimentation végétarienne comportant une quantité suffisante de légumes, de fruits et d'antioxydants protège contre le cancer du sein. Elle procure également plus de fibres, qui ont un effet protecteur, car elles se lient à l'œstrogène dans l'intestin et l'éliminent de l'organisme. Les phytoestrogènes du soya constituent un supplément répandu mais déconseillé aux femmes qui ont le cancer du sein ou ont de grands risques de l'avoir, ou qui prennent du tamoxifène, un médicament anti-hormone apparenté chimiquement à l'œstrogène.

La valériane est généralement sûre. Elle est employée comme sédatif et somnifère et pourrait améliorer la qualité du sommeil. Elle se lie au récepteur des benzodiazépines dans le cerveau, ce qui lui donne un effet semblable au Valium[MD], mais contrairement à ce médicament, il s'agit d'un lien faible. La caféine en annule les effets (café, thé et chocolat).

Les vitamines du complexe B peuvent être utiles aux femmes en rétablissement, dans la mesure où la dose est sûre. Consultez d'abord un médecin ou un diététiste.

Il est préférable de consulter un médecin avant de prendre un produit à des fins thérapeutiques, car bien des produits dits « naturels » peuvent entraver l'action des médicaments sur ordonnance (pour le cœur, le cancer et les problèmes psychiatriques). En outre, un usage exagéré de stimulants du système immunitaire peut intensifier le stress avec lequel doit composer l'organisme, déjà mal nourri. Ce stress supplémentaire accroît les risques de maladie, quoi que prétendent les fabricants de médicaments à base de plantes médicinales.

Voici des conseils pour déterminer si un produit est ou non dans l'intérêt du consommateur. Faites donc preuve de prudence dans les cas suivants :

- une personne recommande des produits qu'elle vend ;

- une marque particulière est recommandée plutôt qu'une autre ;

- le choix du supplément est fondé sur le prix (un supplément vitaminique peut coûter plus cher que des produits semblables) ;

- la personne qui recommande le produit n'est pas qualifiée pour recommander des médicaments, des suppléments ou des sources alimentaires fiables.

Maintenir un poids santé pendant le rétablissement

Documents à distribuer

- Où s'adresser pour les troubles de l'alimentation
- Les dangers des régimes à la mode
- Vous êtes trop mince ? Conseils pour prendre du poids pendant le rétablissement
- Conseils nutritionnels pour contrôler son poids pendant le rétablissement

Autres ressources

Voir l'annexe pour savoir comment obtenir les documents suivants.

- *Diet Disasters : Take the Weight Off Your Mind*
- *Auto-test nutrition pour les femmes*
- *Healthy Eating for Healthy Weight*
- *Silhouette Test and Body Image Worksheet*
- *Indice de masse corporelle (IMC)*
- *La trousse Vitalité à l'usage des animateurs*

LÉGENDE	
▷	**Attention**
🗎	**Autre lecture**

Maintenir un poids santé pendant le rétablissement

Les clients en rétablissement d'une toxicomanie sont particulièrement vulnérables aux régimes amaigrissants. Ils traversent souvent des moments très difficiles de leur vie, où rien ne va et où leur estime de soi est au plus bas. Ces personnes recherchent souvent une solution rapide à leur problème de poids. Les régimes alimentaires sont déconseillés pour les clients en rétablissement, car ils peuvent entraîner la perte de tissus musculaires, une baisse de la concentration et un risque accru d'envies de sucreries ou même de leur drogue de choix.

À LA RECHERCHE DU CORPS PARFAIT

Influencés depuis longtemps par les médias, leur famille et leurs amis, la plupart des gens connaissent l'obsession du corps parfait, gage de succès, d'amour et d'appartenance.

La société renforce cette obsession en préconisant toujours de nouveaux régimes et trucs pour perdre du poids. Pourtant, des recherches ont démontré qu'il n'y a jamais eu autant de personnes obèses dans toute l'histoire de l'humanité, alors même qu'il existe sur le marché un choix sans précédent d'aliments à faible teneur en gras et en calories. De toute évidence, quelque chose ne marche pas.

L'INDUSTRIE DE L'AMAIGRISSEMENT

De nos jours, l'amaigrissement est une grosse industrie qui rapporte en Amérique du Nord des milliards de dollars par année. Ces profits découlent du fait qu'en règle générale, les régimes amaigrissants sont inefficaces à long terme. De 95 à 98 p. 100 des personnes qui se mettent au régime finissent par reprendre le poids perdu, et même parfois encore plus.

Lorsqu'une personne qui suit un régime n'arrive pas à perdre du poids, on rejette le blâme sur elle, en prétendant qu'elle a négligé de bien le suivre, au lieu de remettre le régime en question. Cette supercherie cause une grave perte d'estime de soi et de compétence personnelle, qui pousse à se tourner le plus tôt possible vers le nouveau régime à la mode.

Tant les femmes que les hommes sont prisonniers de ce cercle vicieux. D'après des experts, l'obésité serait responsable de près de 1 000 décès par jour aux États-Unis. Consultez le document à distribuer « Les dangers des régimes à la mode », qui énumère les dangers que comportent certains régimes amaigrissants populaires de nos jours et propose des stratégies pour déceler les régimes à risque.

LES CONSÉQUENCES DES RÉGIMES AMAIGRISSANTS

Les régimes amaigrissants comportent un éventail d'effets physiques et affectifs. Ces effets physiques sont particulièrement évidents chez les clients en rétablissement qui sont également mal nourris. La déminéralisation des os s'accélère, causant des fractures de stress, une dysfonction sexuelle, de la fatigue, et affectant la personnalité et le processus mental.

Les régimes amaigrissants peuvent également causer des troubles affectifs graves, notamment des sautes d'humeur et de l'irritabilité. Les troubles anxieux, le cas échéant, peuvent être exacerbés. Les personnes au régime deviennent souvent très préoccupées par leur apparence, et évitent les situations sociales. Elles ont tendance à se désintéresser des activités qui représentaient pour elles un exutoire physique ou affectif. Consultez le document à distribuer « Mythes concernant les régimes amaigrissants », qui dissipe certaines idées fausses sur les régimes amaigrissants et la perte de poids.

LA TOXICOMANIE ET LES TROUBLES DE L'ALIMENTATION

Pendant leur rétablissement, de nombreux clients prennent du poids, ce qui est souvent normal, car ils retrouvent la masse musculaire perdue pendant leur toxicomanie. Toutefois, ce gain de poids peut décourager les clients, entraîner le négativisme et accroître les risques de rechute.

Le négativisme envers le poids provient d'une préoccupation démesurée de son poids et se caractérise par les attitudes suivantes :

- mettre l'accent sur l'amaigrissement – compter les calories, se peser souvent, connaître des fluctuations de poids

- envisager l'exercice comme une punition – croire que la douleur est un bon signe, prendre des médicaments « de sport », suivre un programme rigoureusement structuré, par exemple, 50 minutes d'exercice, quatre fois par semaine

- être mécontent de soi – les clients établissent des objectifs de poids irréalistes, deviennent obsédés par leur image corporelle, visent la « minceur » idéale préconisée par la société

Il est souhaitable d'être plus positif et d'adopter des habitudes alimentaires saines et normales :

- consommer une variété d'aliments

- ne pas suivre de régime amaigrissant ; répondre aux besoins nutritionnels de l'organisme en apportant des changements permanents à ses habitudes alimentaires

- prendre des repas et des collations réguliers
- manger plus de glucides complexes et d'aliments à faible
teneur en gras

En apprenant à se faire une image corporelle positive pendant le rétablissement, les clients seront mieux disposés à adopter des habitudes de vie plus saines.

QU'EST-CE QUE L'IMAGE CORPORELLE ?

L'image corporelle est la représentation que l'on se fait de son propre corps, de même que ses impressions sur cette représentation. C'est la façon dont on perçoit la taille et les formes de son corps, qui influe sur l'opinion que l'on a de soi-même.

Dans notre société obsédée par l'apparence, il n'est pas facile d'avoir une image corporelle positive. Ainsi, les gens ont peine à se trouver beaux, car ils sont peu nombreux à avoir la taille et les formes que la société juge idéales.

Certaines personnes qui ont une image corporelle négative sont simplement insatisfaites de la taille ou des formes de leurs corps. Chez d'autres, cependant, cette insatisfaction s'insère dans un mécontentement plus profond. Quand on est insatisfait de son apparence, il suffit de la changer pour régler le problème. Par contre, quand on est également insatisfait de soi-même, une meilleure apparence n'améliorera pas les choses.

Une image corporelle négative représente parfois le reflet d'une insatisfaction générale envers soi-même. Il arrive que la « graisse » soit associée à un sentiment de perte de contrôle qu'éprouvent souvent les personnes en rétablissement.

LE CERCLE VICIEUX

Le vrai problème, ce n'est pas le poids ou la graisse. Les personnes qui négligent leur vrai problème risquent de détester leur corps et de devenir prisonnières d'un cercle vicieux :

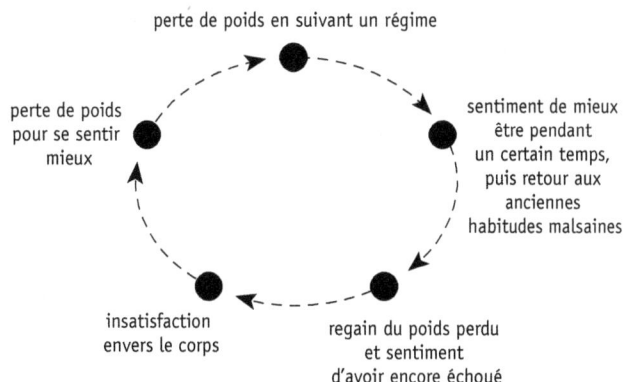

perte de poids en suivant un régime

perte de poids pour se sentir mieux

sentiment de mieux être pendant un certain temps, puis retour aux anciennes habitudes malsaines

insatisfaction envers le corps

regain du poids perdu et sentiment d'avoir encore échoué

Pour échapper à ce cercle vicieux, il faut abandonner les régimes amaigrissants. Pour ce faire, le client doit mieux se connaître et apprendre à faire des choix éclairés pour sa santé et son bien-être.

AMÉLIORER SON IMAGE CORPORELLE

Pour améliorer leur image corporelle, les gens doivent abandonner les croyances et comportements qui leur donnent des impressions négatives de leur corps. En approfondissant l'image qu'elle a de son corps, une personne découvrira ce qu'elle pense d'elle-même. La thérapie cognitivo-comportementale s'est révélée fructueuse à cette fin. Son objectif vise à faire renoncer aux idées qui aboutissent à des comportements indésirables.

Les gens persistent à avoir une image corporelle négative à cause de ce qu'ils font (ou ne font pas) et de ce qu'ils pensent. Ainsi, les personnes obèses adoptent généralement certains comportements d'adaptation pour se protéger contre cette image négative. Elles évitent certaines situations, personnes, tenues vestimentaires ou activités qui les mettent mal à l'aise.

Beaucoup de gens traversent des périodes où ils se sentent « gros ». Il leur faut envisager la possibilité que ce sentiment négatif provient en réalité d'autre chose. On croit généralement qu'il suffit de se maîtriser pour résoudre son problème de poids. Il faut maigrir, voilà tout, dit-on.

Cependant, les personnes qui maigrissent ne se débarrassent pas nécessairement de leurs comportements de protection. Ceux-ci viennent alors renforcer l'idée voulant que leur apparence est inacceptable. Pour changer ses comportements liés à l'image corporelle, il faut chasser les idées autodestructrices et adopter des activités qui permettent de s'affirmer et de changer son image corporelle.

PERDRE DU POIDS SANS RÉGIME

Pour perdre du poids sans suivre de régime amaigrissant, il faut adopter des habitudes alimentaires normales. Une alimentation normale est régie par un système interne qui régularise l'apport en nourriture et les dépenses énergétiques, grâce aux sensations que sont la faim, l'appétit et la satiété. Ainsi, une personne mange quand elle a faim et cesse de manger quand elle a une sensation de plénitude et de satiété.

L'alimentation normale est souple ; on peut très bien manger pour le plaisir ou pour des raisons sociales. Une personne qui a une alimentation normale mange régulièrement, en prenant trois repas par jour et des collations. Une telle alimentation nourrit l'organisme, lui procurant la santé, l'énergie et la force dont il a besoin, et suscite un sentiment de bien-être. Ces habitudes alimentaires sont salutaires pour les clients en rétablissement. Elles aident l'organisme à guérir et à rééquilibrer les systèmes qui ont été privés d'éléments nutritifs essentiels en raison d'une toxicomanie. Le module *Bien manger pour mieux se porter* décrit ces habitudes alimentaires normales.

CONSEILS NUTRITIONNELS POUR CONTRÔLER SON POIDS PENDANT LE RÉTABLISSEMENT

Avec le temps, des habitudes alimentaires saines donnent de l'entrain, améliorent la santé, affectent le processus mental et favorisent l'adoption d'un mode de vie plus actif. Un tableau d'indice de masse corporelle peut être employé pour déterminer la marge de poids sain. Il est important de souligner qu'une bonne alimentation et l'exercice représentent les deux moyens les plus importants de parvenir à un poids santé et de le conserver. Le document à distribuer « Conseils nutritionnels pour contrôler son poids pendant le rétablissement » donne des renseignements de base à ce sujet.

CONCLUSIONS

Aux personnes qui jugent que les avantages du contrôle du poids pour la santé l'emportent sur ses effets négatifs, il serait utile de proposer des changements mineurs et réalistes et de conseiller l'examen des méthodes qui se sont révélées fructueuses par le passé. À mesure qu'elles avancent dans leur démarche de changement, ces personnes pourront ensuite envisager de nouvelles stratégies d'adaptation en vue d'éviter les comportements alimentaires à risque. Chaque personne choisira des stratégies différentes. Il est utile de faire comprendre aux clients le lien entre la santé, l'alimentation et le poids.

LECTURES RECOMMANDÉES

ROTH, G. *Breaking Free of Compulsive Eating,* Penguin Books USA Inc., New York, 1986.

BERG, F. *Afraid to Eat,* Healthy Weight Publishing Network, Hettinger (Dakota du Nord), 1997.

PLAN DE LEÇON : Maintenir un poids santé pendant le rétablissement

Note à l'intention de l'animateur

Dans le cadre du présent module, les participants ont l'occasion de discuter de leurs valeurs et de leurs croyances relativement à l'image corporelle et au contrôle du poids sans régime amaigrissant. Les habitudes alimentaires saines sont très salutaires. Le module préconise l'adoption de telles habitudes et un poids santé, et donne des indications sur l'attitude à adopter pour se sentir bien pendant le rétablissement.

Le module aide les participants à s'accepter tels qu'ils sont, et à se voir non pas comme un simple corps, mais comme une personne qui « vit dans un corps ». Son contenu est souple, et le groupe devrait décider de la quantité d'informations à aborder pendant la séance. **Les participants devraient consulter un diététiste avant de modifier leur alimentation et un médecin avant de commencer à faire de l'activité physique.**

Pour appliquer le modèle des étapes du changement au présent module, il faut déterminer où chaque client se trouve dans le continuum du changement. Aux clients qui sont persuadés de devoir suivre un régime, compter leurs calories et renoncer à tous leurs aliments préférés, il serait bon de donner des renseignements sur les mythes concernant les régimes amaigrissants. Ces personnes pensent qu'il leur faut absolument abandonner les plats qu'elles aiment et les aliments rapides, et se montreront peut-être réticentes à changer.

Ce module ne convient pas aux personnes qui ont des troubles de l'alimentation. Parmi les signes de tels troubles, mentionnons une crainte intense et irrationnelle des matières grasses et du gain de poids, la volonté de devenir toujours plus mince, le refus d'avoir un poids normal pour sa taille et son âge, et des épisodes de boulimie suivis de purges (DSM-IV).

Si vous croyez qu'un client souffre d'un trouble de l'alimentation, dirigez-le vers un médecin de famille ou un psychiatre. Le document à distribuer « Où s'adresser pour les troubles de l'alimentation » liste les organismes auxquels peuvent faire appel les personnes qui ont un trouble de l'alimentation.

Objectifs

1. Prendre conscience des mythes concernant les régimes amaigrissants et des dangers qu'ils comportent.

2. Étudier les notions touchant l'image corporelle.

3. Fixer des objectifs positifs qui ne sont pas reliés à l'amaigrissement.

Documents à distribuer

- Où s'adresser pour les troubles de l'alimentation

- Les dangers des régimes à la mode

- Vous êtes trop mince ? Conseils pour prendre du poids pendant le rétablissement

- Conseils nutritionnels pour contrôler son poids pendant le rétablissement

Autres ressources

Voir l'annexe pour savoir comment obtenir les documents suivants.

- *Diet Disasters : Take the Weight Off Your Mind*

- *Auto-test nutrition pour les femmes*

- *Healthy Eating for Healthy Weight*

- *Silhouette Test and Body Image Worksheet*

- *Indice de masse corporelle (IMC)*

- *Trousse Vitalité à l'usage des animateurs*

DÉROULEMENT

OBJECTIF 1

- Décrivez la raison d'être du module.

- Présentez des données sur les effets des régimes amaigrissants.

- Utilisez l'*Auto-test nutrition pour les femmes* pour amorcer la séance si tous les participants sont des femmes. La discussion devrait porter sur la ligne ou le poids idéal véhiculé par la société avant de se concentrer sur le poids « sain » que l'on devrait avoir.

- Discutez des limites du contrôle du poids et des conséquences négatives des régimes amaigrissants.

- Distribuez aux clients le document « Les dangers des régimes à la mode ».

OBJECTIF 2

- Définissez le terme « image corporelle ».

- Donnez aux participants l'occasion de définir le terme « image corporelle » au moyen de la fiche *(Body Image Worksheet)*. Invitez-les à exprimer leur point de vue sur le poids et la santé.

- Demandez aux participants de vous dire quels sont les éléments de l'image corporelle particulièrement importants pour eux : taille, force, poids, santé, vivacité, amour de soi, teint, coupe de cheveux, confiance en soi, tonus musculaire, vêtements préférés, estime de soi, bonheur, propreté, dents saines.

OBJECTIF 3

- Demandez aux participants :

  - de faire de l'exercice ;

  - de se faire plaisir, mais pas avec de la nourriture : bain chaud, bougies, musique de détente ;

  - de tenir un journal dans lequel ils écrivent tous les soirs trois choses ou aspects positifs de leur vie ;

  - d'établir des objectifs à court et à long terme en vue de modifier leur poids en permanence.

- Distribuez aux clients les documents « Vous êtes trop mince ? Conseils pour prendre du poids pendant le rétablissement » ou « Conseils nutritionnels pour contrôler son poids pendant le rétablissement, selon les préoccupations qu'ils ont exprimées au cours de la séance.

Où s'adresser pour les troubles de l'alimentation

EN ONTARIO

National Eating Disorders Information Centre

200, rue Elizabeth, Toronto
www.nedic.on.ca

Nutrition Promotion Program

Service régional de santé de Waterloo
(ressources ou renseignements sur les services communautaires)
(905) 741-3820

Toronto Hospital, General Division

Eating Disorder Program
(416) 340-4100

Sheena's Place

87, chemin Spadina, Toronto
(416) 927-8900

À L'EXTÉRIEUR DE L'ONTARIO

American Dietetic Association

Site Web : www.eatright.org
(pour trouver un diététiste aux États-Unis)
(321) 899-0040

Les Diététistes du Canada

Site Web : www.dietitians.ca
(pour trouver un diététiste au Canada)
(416) 596-0857
Demandez à votre diététiste de vous remettre la liste des organismes de votre région
que vous pouvez contacter pour les troubles de l'alimentation.

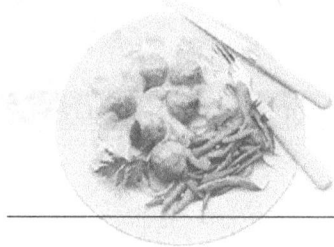

Les dangers des régimes à la mode

En règle générale, les régimes qui préconisent l'abandon de certains aliments ne sont pas conformes au *Guide alimentaire canadien pour manger sainement* et peuvent même se révéler néfastes. Les avantages de la plupart des régimes amaigrissants sont éphémères. La meilleure façon de contrôler son poids consiste à adopter des habitudes alimentaires saines et à faire de l'activité physique. Si vous voulez perdre du poids, consultez votre médecin de famille ou votre diététiste.

Régimes pauvres en glucides et riches en protéines

Ces régimes promettent une perte rapide de poids. Ils préconisent une consommation moindre de lait, de farine blanche, de riz blanc, de sucre et d'aliments préparés, et la prise de suppléments de vitamines et de minéraux. Ces régimes peuvent aboutir à une carence en sodium et en potassium et comportent un risque accru d'ostéoporose.

Régimes pauvres en matières grasses et riches en glucides

On prétend que ces régimes, que l'on qualifie parfois de macrobiotiques, peuvent guérir les maladies cardiovasculaires. Ils consistent généralement à réduire l'apport en matières grasses pour que celles-ci ne représentent pas plus de 20 p. 100 des calories, et à réduire considérablement ou à cesser la consommation de protéines animales, de noix et de graines. À cause de ces restrictions, ces régimes sont difficiles à suivre pendant une longue période. Ils peuvent réduire les risques de maladies chroniques.

Régimes 40-30-30

Ce régime propose de prendre à tous les repas 30 p. 100 de protéines, 30 p. 100 de matières grasses et 40 p. 100 de glucides. Il promet une réduction permanente du poids, la prévention des maladies, des performances physiques optimales, une productivité mentale accrue et même le remise en état du code génétique. Ces allégations n'ont pas été prouvées.

Régimes pauvres en calories

Les régimes amaigrissants prévoyant un apport de 1 200 calories ou moins modifient le métabolisme. La baisse de poids qu'ils occasionnent ne provient pas de la perte de graisse. Après un tel régime, la personne reprend rapidement du poids car l'organisme tente de réparer et de rebâtir la masse musculaire. Les régimes à très faible apport calorique (moins de 800 calories par jour) nécessitent la supervision d'un médecin.

Régimes pauvres en éléments nutritifs

Selon certains nouveaux régimes, il existe des aliments uniques qui sont dotés de propriétés auparavant insoupçonnées. Souvent, ces allégations ne s'appuient sur aucune preuve scientifique. Pendant leur rétablissement, les clients ont besoin de la meilleure alimentation possible pour réparer les dommages causés par la toxicomanie. Ce n'est donc pas le moment idéal pour perdre du poids.

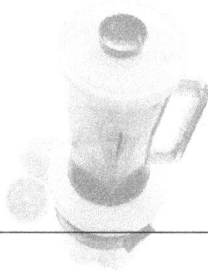

Vous êtes trop mince ? Conseils pour prendre du poids pendant le rétablissement

Si vous avez tenté en vain de prendre du poids, essayez de suivre les conseils suivants :

- Il est plus facile de prendre des calories supplémentaires sous forme liquide. Prenez des boissons riches en protéines (voir le document à distribuer « Boissons »), ou du jus de fruit entre les repas.

- Grignotez des noix et des graines ; elles sont riches en calories et procurent des éléments nutritifs nécessaires au rétablissement.

- Évitez de manger beaucoup d'aliments riches en calories et en matières grasses, qui aboutissent à une accumulation de graisse et peuvent nuire à la santé.

- Ne cessez pas de faire de l'activité physique, car vous ne gagnerez alors que de la graisse. Cherchez plutôt à accroître votre masse musculaire. Vous aurez plus de force, d'énergie et une meilleure santé.

- Mangez de petites portions tout au long de la journée si vous avez peu d'appétit. Ne fixez pas d'objectifs irréalistes en vous servant des portions trop grosses.

- Ne vous forcez jamais à manger ; prenez le temps de vous ouvrir l'appétit.

Si votre poids vous préoccupe, consultez un diététiste. Une perte de poids inexpliquée pourrait être un signe de maladie. Si elle se poursuit, consultez votre médecin.

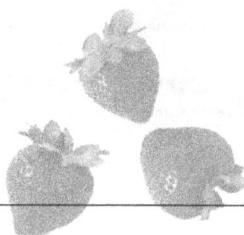

Conseils nutritionnels pour contrôler son poids pendant le rétablissement

Consultez un diététiste avant de modifier votre alimentation et un médecin avant de commencer à faire de l'activité physique.

Passez en revue votre alimentation quotidienne et votre niveau d'activité physique. Chassez l'idée fausse qui veut qu'un régime est une épreuve qu'il faut traverser pendant quelques semaines ou quelques mois, avant de revenir à son alimentation « normale ». Fixez-vous plutôt des objectifs à court et à long terme en vue de modifier lentement votre mode de vie, de faire des choix alimentaires plus sains et de devenir plus actif au travail et dans vos loisirs. Vous serez probablement en meilleure santé et plus heureux, et il vous sera d'autant plus facile de modifier votre poids en permanence.

Ne suivez pas de régime amaigrissant et ne limitez pas votre apport calorique au début de votre rétablissement. L'apport calorique quotidien recommandé est de 1 800 à 2 200 calories pour les femmes et de 2 200 à 2 700 calories pour les hommes. Au début du rétablissement, il faut parfois un apport calorique plus élevé, selon les besoins nutritionnels.

Augmentez votre consommation de fibres de 25 à 30 grammes par jour

Évitez les régimes à la mode à base de protéines ou de glucides, qui promettent des résultats rapides et s'appuient sur des témoignages plutôt que sur des recherches.

Prenez moins de jus de fruit et de boissons gazeuses. Buvez plutôt de l'eau et mangez des fruits frais.

Commencez lentement à faire de l'exercice

Fixez-vous des objectifs réalistes. Si vous perdez plus d'une livre par semaine, ce n'est probablement pas de la graisse mais bien des muscles que vous brûlez, en plus de vous déshydrater ! Ralentissez et donnez à votre organisme le temps de brûler la graisse.

Cherchez à améliorer votre santé, et ne soyez pas obsédé par votre poids. Évitez de vous peser sans arrêt.

Bien se nourrir après avoir cessé de fumer

Matériel nécessaire

- Divers emballages d'aliments riches en vitamine C et en carotène

Documents à distribuer

- Sources d'antioxydants
- Conseils nutritionnels pour cesser de fumer et contrôler son poids

Autres ressources

Voir l'annexe pour savoir comment obtenir les documents suivants.

- *Nutrition Tips for Ex-smokers*
- *Planificateur de repas*

LÉGENDE

▷ **Attention**

Autre lecture

Bien se nourrir après avoir cessé de fumer

Autrefois, dans les programmes de traitement, on conseillait généralement aux clients de se concentrer sur une seule dépendance à la fois. Ce n'est plus le cas de nos jours ; en effet, les clients qui sont prêts à lutter contre leur toxicomanie peuvent également cesser de fumer en même temps. Cependant, bien des clients qui abandonnent le tabac prennent du poids, ce qui peut être décourageant.

Des recherches donnent à penser qu'il existe un lien entre le tabagisme et l'alimentation, et que la capacité de contrôler son poids serait un facteur déterminant du succès des programmes d'abandon ou de réduction du tabagisme. Cependant, quand on suit un régime amaigrissant, il est plus difficile de cesser de fumer.

FAITS SUR L'ABANDON DU TABAC ET LE GAIN DE POIDS

Le gain de poids qui fait suite à l'abandon du tabac est un processus physiologique qui découle des effets du sevrage de la nicotine, et notamment un ralentissement du métabolisme (la vitesse à laquelle les calories sont brûlées). Sans intervention nutritionnelle, cesser de fumer peut causer un gain rapide de poids.

Voici d'autres faits sur l'abandon du tabac et le gain de poids :

- Les fumeurs pèsent généralement moins que les non-fumeurs, car la nicotine accélère d'environ 5 p. 100 la vitesse à laquelle les calories sont brûlées. En outre, la nicotine émousse l'appétit.

- Une plus faible proportion de femmes que d'hommes réussit à cesser de fumer.

- La crainte de prendre du poids dissuade les gens de cesser de fumer.

- Après avoir cessé de fumer, les femmes prennent plus de poids que les hommes.

- Le gain de poids est attribuable surtout à une hausse de la consommation d'aliments de casse-croûte.

- La crainte de prendre du poids est un prédicteur de la rechute.

- Les fumeurs inscrits à des programmes d'abandon du tabac qui ne tiennent pas compte des inquiétudes relatives au poids se mettent au régime (Perkins, K., 1995).

Toutes les personnes qui cessent de fumer ne prennent pas de poids. On distingue deux groupes : les personnes dont le poids demeure relativement stable après l'abandon du tabac, et les personnes qui prennent plus de 10 kilogrammes (environ 25 livres).

Par rapport aux personnes dont le poids demeure stable, les personnes qui prennent du poids ont souvent de mauvaises habitudes de santé. Elles font moins d'exercice, sautent des repas, prennent beaucoup de caféine et mangent plus de matières grasses et moins de fruits et de légumes. À cause de ces habitudes, elles dépensent moins d'énergie après avoir cessé de fumer.

Les personnes qui prennent beaucoup de poids sont plus susceptibles d'être célibataires et de se soucier particulièrement de leur poids. Elles en prennent surtout parce qu'elles n'ont pas le soutien social nécessaire pour gérer leur apport calorique. En outre, selon une étude, ces personnes ont plus que doublé leur consommation d'alcool par rapport aux personnes ayant cessé de fumer et dont le poids est demeuré stable (Swan et Carmelli, 1995).

Les personnes qui cessent de fumer prennent du poids principalement pour deux raisons. D'abord, elles mangent davantage, ensuite, leur métabolisme revient à ce qu'il était avant qu'elles ne fument. Des études de courte durée ont démontré que le gain de poids parvient à un plateau environ six mois après l'abandon du tabac (Swan, G. et coll., 1995).

LE LIEN ENTRE LE TABAGISME ET LA NUTRITION

Il semble de plus en plus évident que bien des gens fument pour contrôler leur poids. La privation de nourriture peut accentuer les effets subjectifs de la nicotine, et rendre celle-ci plus satisfaisante. En outre, la nicotine peut supprimer les effets désagréables de la faim. Les fumeurs peuvent échouer dans leur tentative de cesser de fumer par crainte de prendre du poids, ou recommencer après une période d'abandon en raison d'un gain de poids. Ce dernier, à son tour, augmente le risque d'autres problèmes de santé comme les maladies cardiovasculaires et le diabète. Tant le tabagisme que le gain de poids posent des risques pour la santé.

La vitamine C joue un rôle important dans le fonctionnement du système immunitaire, la guérison des blessures et la santé des gencives. Le niveau de vitamine C dans le plasma (sang) est inférieur chez les fumeurs, sans égard à l'apport alimentaire de la vitamine. Après avoir cessé de fumer, le fumeur doit accroître son apport en vitamine C en consommant une variété de fruits et de légumes, et notamment en prenant une portion quotidienne d'un agrume riche en vitamine C.

Le niveau de caroténoïdes est également inférieur chez les fumeurs. Il existe des centaines de variétés de caroténoïdes dans les aliments. Ces substances, qui donnent aux aliments leur couleur rouge, orange ou jaune, pénètrent dans les cellules et les tissus graisseux pour prévenir et réparer les dommages cellulaires causés par les radicaux libres, dont le tabagisme fait augmenter le niveau dans l'organisme. Consultez le module *Le rôle des antioxydants dans la santé* pour plus de précisions (Larkin et coll., 1990).

Les aliments riches en bêta-carotène semblent réduire les risques de cancer du poumon, mais ce ne semble pas être le cas des suppléments de bêta-carotène. En fait, ces suppléments pourraient aggraver ce risque (Pawluk, 1998). Les aliments riches en carotène comprennent les carottes, le cantaloup, la citrouille, les courges, les patates douces et les tomates.

LE TABAC ET LA CAFÉINE

Le tabac et la caféine sont souvent consommés ensemble. La nicotine accroît la tolérance à la caféine, de sorte que le fumeur doit prendre plus de café qu'un non-fumeur pour en obtenir le même effet. À cause de cette tolérance, la personne qui cesse de fumer pourrait ressentir certains symptômes, comme de la nervosité, de l'irritabilité et des maux de tête si elle ne réduit pas également sa consommation de caféine. Il faut donc prendre moins d'aliments et de boissons contenant de la caféine, comme le thé, le chocolat et le café, quand on cesse de fumer. Le document à distribuer « Bien manger pour mieux se porter » énumère la teneur en caféine de divers aliments et boissons.

CONCLUSIONS

Le document à distribuer « Conseils nutritionnels pour cesser de fumer et contrôler son poids » contient des recommandations à l'intention des clients qui tentent de cesser de fumer. Dans la mesure où ils sont disposés à modifier leur mode de vie, le plan de leçon du présent module leur montrera comment prendre les mesures nécessaires pour demeurer en bonne santé mentale, physique et affective.

BIBLIOGRAPHIE

LARKIN, F.A., P.P. BASIOTIS, H.A. RIDDICK, K.E. SYKES et E.M. PAO. « Dietary patterns of women smokers and non-smokers », *Journal of the American Dietetic Association,* vol. 90, n° 2 (1990), p. 230-232.

PAWLUK, L. *A Perfect 10. Phyto-Nutrients Against Cancers,* Biomed General Corp., Emeryville (Californie), 1998.

PERKINS, K.A., J. SEXTON, A. DIMARCO et C. FONTE. « Acute effects of tobacco smoking on hunger and eating in male and female smokers », *Appetite,* vol. 22, n° 2 (1994), p. 149-158.

SWAN, G.E., M.M. WARD, D. CARMELLI et L.M. JACK. « Differential rates of relapse in subgroups of male and female smokers », *Journal of Clinical Epidemiology*, n° 46 (1993), p. 1041-1053.

SWAN, G.E., et D. CARMELLI. « Characteristics associated with excessive weight gain after smoking cessation in men », *American Journal of Public Health,* vol. 85, n° 1 (1995), p. 73-77.

PLAN DE LEÇON : Bien se nourrir après avoir cessé de fumer

Note à l'intention de l'animateur

Le présent module contient des renseignements de base et ne pose aucun risque aux participants. Les clients qui ont d'autres problèmes de santé devraient consulter un diététiste qui fera une évaluation de leur cas et leur recommandera un plan de repas.

Objectifs

1. Prendre conscience des habitudes alimentaires qui peuvent nuire à l'abandon du tabac.

2. Apprendre à ne plus s'inquiéter outre mesure du gain de poids associé à l'abandon du tabac

Matériel nécessaire

- Divers aliments ou emballages d'aliments riches en vitamine C et en carotène.

Documents à distribuer

- Sources d'antioxydants

- Conseils nutritionnels pour cesser de fumer et contrôler son poids

Autres ressources

Voir l'annexe pour savoir comment obtenir les documents suivants.

- *Nutrition Tips for Ex-smokers*

- *Planificateur de repas*

DÉROULEMENT

OBJECTIF 1

- Discutez des effets possibles de la caféine sur l'abandon ou la réduction du tabagisme.

- Discutez des effets néfastes des régimes amaigrissants.

- Utilisez le document « Sources d'antioxydants » à distribuer pour aider les participants à identifier des sources de vitamine C et de carotènes. Ne recommandez pas de suppléments.

Questions à poser aux participants :

1. Quand vous fumiez, vos habitudes alimentaires étaient-elles différentes ? (Discutez des repas et des collations et de la consommation de caféine et de sucreries.)

2. Que fait la vitamine C dans l'organisme ?

3. Si le tabagisme réduit la quantité de vitamine C présente dans le sang, quels aliments à forte teneur en vitamine C peut-on manger pour compenser ?

Activité :

Disposez sur une table une variété d'aliments riches en vitamine C et en carotène. Invitez les participants à discuter de ces aliments et à échanger des recettes qui en contiennent.

OBJECTIF 2

• Distribuez aux participants le document « Conseils nutritionnels pour cesser de fumer et contrôler son poids » qui contient des renseignements sur le contrôle du poids.

Activité :

Demandez aux participants de prendre note de ce qu'ils mangent habituellement pendant une période de 24 heures et de comparer leur liste aux portions recommandées dans le *Guide alimentaire canadien pour manger sainement*.

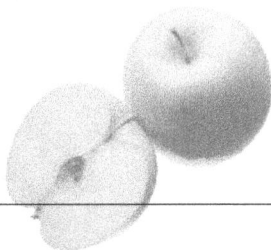

Conseils nutritionnels pour cesser de fumer et contrôler son poids

- Distinguez la faim physique de la faim psychologique. Ne mangez pas uniquement parce que vous êtes stressé ou fatigué.

- Mangez toutes les trois ou quatre heures. N'attendez pas d'avoir très faim, vous risqueriez de trop manger.

- Concentrez-vous sur votre repas.

- Attention aux portions ; mangez avec modération !

- Buvez de six à huit verres (250 ml ou 8 oz) d'eau par jour. Vous pouvez boire avec les repas ou entre les repas. L'eau s'assimile mieux quand elle est froide.

- Ne soyez pas obsédé par votre poids. Évitez de vous peser sans arrêt.

- Ne mangez pas demain les calories économisées aujourd'hui. Les jours précédant une fête ou un événement où un éventail de plats seront servis, prenez des repas équilibrés et dressez un plan de repas pour vous aider à faire des choix alimentaires sains.

- Ne sautez pas de repas ! Votre organisme se mettrait en état de jeûne et brûlerait les calories moins vite, ce qui pourrait également vous pousser à faire des excès.

- Informez-vous. Si vous ne savez pas comment dresser un plan de repas équilibré et régulier, un diététiste pourra vous aider et vous proposer d'excellentes ressources.

- La visite d'un supermarché pourrait vous aider à reconnaître les écueils à éviter. Demandez à votre hygiéniste alimentaire local de vous donner une liste des supermarchés qui offrent ce service.

- Au restaurant, commandez des aliments cuits à la vapeur ou au gril, sans beurre ni huile, et demandez que les sauces et vinaigrettes vous soient servies à part.

- Transformez vos recettes riches en calories et en matières grasses en recettes saines en remplaçant des aliments gras comme le fromage par du fromage à faible teneur en gras, ou la crème par du lait écrémé ou 1 %.

- Certains gâteaux et biscuits sans matières grasses procurent autant de calories que ceux qui en contiennent. En outre, ces aliments sont riches en glucides, ce qui peut hausser le taux de sucre dans le sang, stimuler la sécrétion d'insuline et, par le fait même, réduire le taux de sucre et causer une fausse faim. Pour cette raison, consommer trop de pâtisseries sans matières grasses ne permet pas nécessairement de perdre du poids. Un régime sain et équilibré peut comprendre des pâtisseries ou d'autres aliments de casse-croûte de temps à autre. Au lieu de manger beaucoup d'aliments sans calories au goût d'aliments contenant des matières grasses, mangez les « vrais » produits, mais avec modération. Ainsi, vous éviterez les envies en fin de journée. Les matières grasses procurent une sensation de plénitude qui contribue à couper la faim.

- Vous voulez perdre du poids pour toujours ? Abandonnez votre régime amaigrissant et faites de l'exercice. Grâce à des repas équilibrés et à une activité physique régulière, vous ne reprendrez pas les livres perdues.

- Les fruits et légumes frais procurent l'énergie et les éléments nutritifs nécessaires pour éprouver une sensation de bien-être. Mangez régulièrement des aliments riches en antioxydants pour rétablir vos réserves d'éléments nutritifs épuisées par la nicotine.

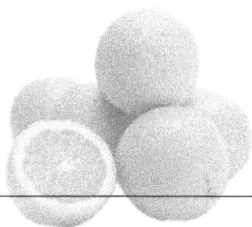

Sources d'antioxydants

Vitamine E	**Vitamine C**	**Caroténoïdes**
graines de tournesol	fraises	citrouilles
huile de tournesol	oranges	carottes, jus de carotte
grains entiers	citrons	légumes verts
germe de blé	tangerines	poivrons rouges
amandes	clémentines	okras
avelines	cantaloups	laitues romaines
noisettes	pamplemousses	patates douces
crevettes	kiwis	cantaloups
harengs	patates douces	mangues
épinards	papayes	melons d'eau
choux frisés	jus de fruits enrichis	goyaves
choux rosettes	de vitamine C, comme	pamplemousses roses
	le jus de pomme	tomates
		papayes
		oranges, tangerines

Essayez d'ajouter un aliment de cette liste à votre régime alimentaire toutes les semaines !

Le jeu et la nutrition

Documents à distribuer

- Conseils pour mieux dormir
- Préparer un budget alimentaire
- Calme et détente
- Énergie et concentration

Autre ressource

Voir l'annexe pour savoir comment obtenir le document suivant.

- *Guide alimentaire canadien pour manger sainement*

LÉGENDE	
▷	**Attention**
🗎	**Autre lecture**

Le jeu et la nutrition

Les joueurs compulsifs éprouvent souvent des problèmes nutritionnels. En effet, leur mode de vie les pousse parfois à sauter des repas, à consommer trop d'aliments rapides et de caféine, à fumer et, souvent, à prendre de l'alcool et d'autres drogues. Ces personnes ont souvent des problèmes de poids (elles font de l'embonpoint ou sont trop maigres) et d'appétit, des sautes d'humeur, des troubles du sommeil, de l'indigestion, des maux de tête, de la difficulté à se concentrer, de l'hypertension, de l'asthme et des douleurs à la poitrine.

Ces clients doivent absolument revenir à une alimentation normale, régulière et équilibrée. Pendant qu'ils jouent, les clients perdent la notion du temps. Les casinos ne laissent pas entrer la lumière du jour, ce qui déjoue les réactions naturelles de l'organisme et permet aux joueurs de demeurer éveillés pendant de plus longues périodes. Cette absence de lumière naturelle peut créer un déséquilibre dans la chimie du cerveau.

ASPECTS PSYCHOLOGIQUES, PHYSIQUES ET AFFECTIFS DU JEU

Ce que l'on mange influe sur les substances chimiques présentes dans le cerveau, et les changements dans le fonctionnement du cerveau influent sur l'appétit. On croit que la dépendance au jeu aurait une origine physiologique. Ainsi, on a relevé un niveau accru de noradrénaline et de ses sous-produits dans le liquide céphalorachidien des joueurs compulsifs. Cette surproduction de noradrénaline provoque une réaction « de combat ou de fuite » et hausse le niveau des hormones liées au stress. La personne se trouve dans un état constant de suractivité et ne ressent pas le besoin de se reposer. Par conséquent, elle a besoin de plus d'éléments nutritifs, mais comme elle n'a généralement pas envie de manger, elle risque de subir des carences nutritionnelles. Constamment sous tension, l'organisme sécrète des substances liées au stress, qui peuvent avoir un effet dévastateur sur la santé. Bon nombre de maladies chroniques comme les maladies cardiovasculaires, le cancer et le diabète sont aggravées par le stress.

Bien des joueurs compulsifs ont des antécédents de consommation d'alcool ou d'autres drogues. Ces clients éprouvent donc les problèmes et besoins nutritionnels qui découlent de l'alcoolisme et de la toxicomanie.

L'estime de soi des joueurs repose souvent sur leur capacité de gagner. Ils doivent jouer de plus en plus souvent pour obtenir le sentiment d'euphorie qu'ils recherchent. Après avoir perdu une grosse somme, les joueurs ont tendance à miser encore plus pour retrouver leur estime de soi et se remettre d'aplomb. Leurs sautes d'humeur sont apparentées aux épisodes maniaques et dépressifs associés aux troubles bipolaires. Les joueurs compulsifs acquièrent une accoutumance à l' « action », un état euphorique semblable à celui que procurent des stimulants comme la cocaïne.

L'arrêt du jeu entraîne des symptômes de sevrage qui s'apparentent à ceux que l'on constate chez les alcooliques et les toxicomanes, comme l'irritabilité, des tremblements, des nausées, une perte d'appétit, des maux de tête, etc. Lorsqu'ils cessent de jouer, les joueurs éprouvent des malaises, car la chimie de leur cerveau a été modifiée.

LE JEU ET LA NUTRITION

Le rétablissement nutritionnel des personnes qui se remettent d'un problème de jeu doit tenir compte des facteurs psychologiques, physiques et affectifs associés à leur dépendance.

Plan de repas équilibrés

Les joueurs compulsifs peuvent rétablir leur état nutritionnel en prenant des repas réguliers et équilibrés. La marche à suivre est décrite dans le module *Bien manger pour mieux se porter*.

Pour guérir, il importe de prendre des repas et collations réguliers. Les choix alimentaires sains aident le cerveau à produire plus des substances chimiques sur lesquelles se répercute la dépendance. Lorsque ces substances sont équilibrées, on se sent mieux sur le plan physique et psychologique. Des collations nutritives entre les repas contribuent à stabiliser le taux de sucre dans le sang, ce qui réduit le risque d'envies de sucreries, de nicotine, d'alcool ou d'autres drogues, de même que l'envie de jouer.

Le déjeuner est le repas le plus important de la journée. Même une petite quantité de nourriture peut se révéler salutaire. Les personnes qui ne déjeunent pas commencent à avoir faim en milieu de matinée et prennent alors des casse-croûte peu nutritifs.

Changements d'appétit

En déjeunant dès le matin, on retrouve progressivement son appétit. L'appétit est une sensation créée par l'action de substances chimiques dans les cellules du cerveau. Chaque substance a une fonction particulière. Lorsque les récepteurs de l'appétit du cerveau sont actionnés, on ressent le besoin de manger. En prenant de petites portions de nourriture à intervalles réguliers tout au long de la journée, l'appétit finit par revenir. Pour savoir comment s'ouvrir l'appétit, consultez le document à distribuer « Questions courantes des clients sur la nutrition et le rétablissement » du module *Introduction à la nutrition et au rétablissement*.

Troubles de l'humeur et du sommeil

Les dépendances modifient la chimie du cerveau. L'organisme du joueur compulsif est toujours en alerte en raison d'un niveau accru de noradrénaline, qui supprime aussi le désir de se reposer ou de manger. Le niveau d'anxiété demeure élevé ; souvent, on constate des problèmes digestifs comme une indigestion, des nausées et de la diarrhée qui, faute de traitement, peuvent nuire à la santé.

Les joueurs compulsifs en rétablissement peuvent éprouver des troubles du sommeil ; la nutrition pourrait atténuer ce problème. **Les somnifères ne sont pas recommandés car ils pourraient avoir des effets secondaires comme de la somnolence ou créer une dépendance.** Le document à distribuer « Conseils pour mieux dormir » propose différents moyens de favoriser le sommeil.

PRÉPARER UN BUDGET ALIMENTAIRE

Certains clients éprouvent des problèmes financiers qui aggravent leur anxiété et se répercutent sur leur estime de soi. Il pourrait donc être utile de prévoir une séance sur l'établissement d'un budget alimentaire. Les clients qui sont incapables d'acheter des aliments en raison de leur endettement devraient être dirigés vers un organisme local de services sociaux. Le document à distribuer « Préparer un budget alimentaire » offre des conseils.

CONCLUSIONS

Il faut du temps et des efforts pour adopter des habitudes alimentaires saines. Le *Guide alimentaire canadien pour manger sainement* est un outil efficace qui aide à faire des choix alimentaires judicieux. Les modules *Le rôle des fibres dans le rétablissement* et *Les graisses alimentaires et la santé* permettent aux clients qui ont recommencé à prendre des repas réguliers de consolider leurs compétences. Enfin, pour retrouver la santé et l'espoir, les joueurs compulsifs peuvent se donner de l'estime de soi en s'intéressant à de nouvelles choses et en adoptant des habitudes saines.

PLAN DE LEÇON : Le jeu et la nutrition

Note à l'intention de l'animateur

Ce module encourage les clients qui se remettent du jeu compulsif à adopter de bonnes habitudes alimentaires.

Objectifs

1. Discuter des aspects psychologiques, physiques et sociaux du jeu dans le contexte de la nutrition.

2. Apprendre comment adopter un plan de repas régulier et bien équilibré pour avoir plus d'énergie, améliorer son humeur, s'ouvrir l'appétit et mieux dormir.

3. Apprendre comment utiliser le *Guide alimentaire canadien pour manger sainement* dans son alimentation quotidienne.

4. Établir un budget alimentaire équilibré.

Documents à distribuer

- Conseils pour mieux dormir

- Préparer un budget alimentaire

- Calme et détente

- Énergie et concentration

Autre ressource

Voir l'annexe pour savoir comment obtenir le document suivant.

- *Guide alimentaire canadien pour manger sainement*

DÉROULEMENT

OBJECTIF 1

- Demandez aux participants s'ils ressentent de l'irritabilité, des tremblements, de la nausée, une perte d'appétit ou des maux de tête.

- Discutez du lien entre ces symptômes et une mauvaise alimentation.

OBJECTIF 2

- Discutez du rôle que peuvent jouer les éléments suivants sur la façon dont se sentent les clients qui se rétablissent du jeu compulsif :

  – repas et collations réguliers et équilibrés

  – déjeuner quotidien

  – alimentation visant à améliorer l'humeur

  – conseils pour mieux dormir

  – changements d'appétit

OBJECTIF 3

- Utilisez la publication *Pour mieux se servir du Guide alimentaire,* disponible auprès de Santé Canada – Publications.

OBJECTIF 4

- Utilisez le document à distribuer « Préparer un budget alimentaire » pour discuter des stratégies de préparation de repas et de collations à adopter dans un budget fixe.

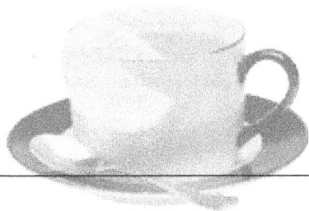

Conseils pour mieux dormir

- Buvez des tisanes, par exemple à la camomille et à l'anis, qui favorisent la détente et le sommeil. Évitez cependant la camomille si vous êtes allergique à l'herbe à poux.

- Prenez une petite collation riche en glucides avant de vous coucher, par exemple, du jus et du pain grillé avec de la confiture, ou un fruit frais.

- Évitez la caféine. Le thé (vert, noir et Oolong), le chocolat, le café et les boissons au cola sont tous des sources de caféine, un stimulant qui nuit au sommeil.

- Évitez l'alcool et le tabac. L'alcool semble détendre, mais en réalité, il a un effet engourdissant. À l'instar de la nicotine, il perturbe le sommeil.

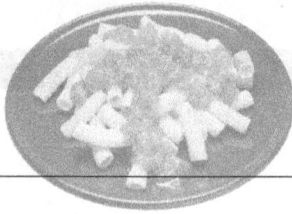

Préparer un budget alimentaire

Voici quelques conseils qui vous aideront à préparer un budget alimentaire :

Réservez dans votre garde-manger un espace pour ces aliments essentiels :

• produits non périssables : farine, sucre, avoine, riz, pâtes alimentaires, pâte de tomate, vanille, épices, tomates, mélanges à soupe ;

• produits périssables : carottes, pommes, oignons, pommes de terre, lait en poudre, margarine non hydrogénée, beurre d'arachide.

Assurez-vous de toujours avoir ces aliments à portée de la main, et achetez d'autres produits périssables en complément. Vous réduirez ainsi vos frais alimentaires au minimum.

Suivez également ces autres conseils :

• Préparez un menu hebdomadaire.

• Dressez une liste d'épicerie pour éviter les achats impulsifs.

• Évitez de faire vos courses quand vous avez faim.

• Recherchez les promotions et utilisez des coupons-rabais.

• Servez moins de viande, de poisson et de poulet, conformément aux recommandations du *Guide alimentaire canadien pour manger sainement*.

• Mangez plus de céréales, de fruits et de légumes.

• Achetez des fruits et légumes de saison.

• Faites des plats cuisinés avec vos restes.

• Évitez les mets préparés et les aliments pour casse-croûte.

• Évitez les aliments transformés, qui sont généralement plus chers et riches en matières grasses et en calories.

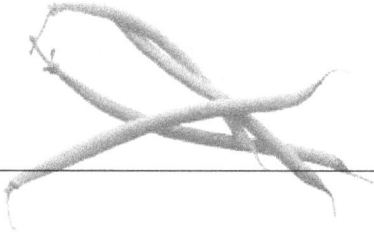

Calme et détente

Ce que l'on mange peut modifier l'équilibre des substances du cerveau qui régissent l'appétit et l'humeur. Apprenez comment votre régime alimentaire peut changer votre façon de voir l'alimentation et votre estime de soi.

La consommation de glucides fait augmenter la quantité de l'aminoacide tryptophane dans le cerveau. À son tour, le tryptophane hausse la concentration de sérotonine, un neurotransmetteur qui donne de l'appétit et un sentiment de plaisir, de calme et de détente. Il est difficile d'alimenter le cerveau en tryptophane. On peut y arriver en prenant un repas ou une collation riche en glucides, qui permettra par le fait même de maîtriser l'appétit et d'améliorer l'humeur. La consommation de protéines ne permet pas d'obtenir ce résultat.

Les aliments suivants, qui contiennent des glucides, procurent un sentiment de plaisir, de calme et de détente, tout en contribuant à maîtriser l'appétit.

- Tous les fruits et légumes, et particulièrement les bananes, les avocats, les prunes rouge et bleue, les dates, les aubergines, les papayes, les fruits de la passion, l'ananas, les bananes plantains, les tomates et les pommes de terre.

- Tous les produits céréaliers, notamment le pain, les céréales, le riz et les pâtes alimentaires.

Énergie et concentration

En prenant un repas ou une collation qui contient à la fois des protéines et des glucides, on peut modifier considérablement le fonctionnement du cerveau. Voici comment :

Après un repas ou une collation riche en protéines, le cerveau est inondé de tyrosine, un aminoacide qui cause une sécrétion accrue de noradrénaline et de dopamine.

Ces neurotransmetteurs actionnent les cellules du cerveau qui régissent l'énergie, la concentration et la vivacité.

Pour avoir plus d'énergie et de concentration, choisissez les aliments suivants qui sont riches en protéines :

- la plupart des poissons, comme le thon en conserve à l'eau et l'hoplostète orange (orange roughy), de même que les crustacés et coquillages comme les huîtres et les myes

- le poulet sans peau

- la viande très maigre

- les légumineuses comme les pois et les haricots

- le fromage cottage, le yogourt et les fromages à pâte dure à faible teneur en gras, ainsi que le lait écrémé ou 1 %

- le tofu ou les œufs apprêtés sans matières grasses

REMARQUE : Les aliments riches en matières grasses encouragent l'organisme à emmagasiner les graisses, ce qui contribue à l'obésité. Les matières grasses contiennent deux fois plus de calories que leur poids équivalent de glucides ou de protéines.

Glossaire

Aminoacides

Composantes fondamentales de l'organisme, qui forment les protéines. Il existe neuf aminoacides essentiels que l'organisme ne peut produire et que l'on trouve dans les aliments. L'organisme peut cependant synthétiser onze aminoacides non essentiels.

Antioxydant

Substance qui prévient l'oxydation, un processus par lequel une substance ou un tissu est endommagé par l'exposition à l'oxygène, sous-produit du métabolisme. Par exemple, l'oxygène se combine à des métaux pour former la rouille.

Appétit

Envie ou désir de manger.

Calorie

Unité d'énergie thermique. L'organisme brûle les aliments consommés et libère ainsi l'énergie thermique dont on a besoin. Trois types d'éléments nutritifs produisent de l'énergie : les glucides, les matières grasses et les protéines.

Dopamine

Neurotransmetteur qui influe sur le cerveau. Un niveau anormal de dopamine dans le cerveau peut causer la dépression ou des troubles de dépendance.

Éléments nutritifs

Substances essentielles à la santé. Ils comprennent les glucides, les matières grasses, les protéines, les vitamines, les minéraux et l'eau.

Endorphine

Neurotransmetteur cérébral qui régit l'humeur.

État de besoin

Désir intense de quelque chose.

Faim

Besoin physiologique de manger.

Fibres

Substances végétales que le système digestif humain ne peut digérer. La plupart des plantes contiennent deux types de fibres : les fibres solubles et les fibres insolubles.

Glucides

Éléments nutritifs qui représentent une source d'énergie pour l'organisme. L'amidon, le sucre et les fibres comptent parmi les glucides.

Insuline

Hormone protéique sécrétée par le pancréas, qui régit le métabolisme des glucides, des matières grasses et des aminoacides.

Matières grasses

Éléments nutritifs contenus dans les aliments d'origine animale et végétale. Il s'agit d'une source d'énergie qui procure neuf calories par gramme.

Métabolisme

Taux auquel l'organisme peut constituer et décomposer des matières pour générer de l'énergie.

Neurotransmetteur

Substance chimique sécrétée par les cellules nerveuses qui produisent une réaction dans d'autres cellules.

Noradrénaline

Neurotransmetteur qui régit un certain nombre de fonctions cérébrales. Elle intervient dans les troubles de l'humeur et les troubles anxieux.

Protéines

Éléments nutritifs et sources d'énergie présentes dans les aliments d'origine animale et certains aliments d'origine végétale. Ce sont de grosses molécules composées d'aminoacides.

Satiété

Sensation d'avoir assez mangé ou bu.

Sérotonine

Neurotransmetteur qui régit l'humeur.

Substances neurochimiques

Substances chimiques présentes dans le cerveau et le système nerveux.

Substances phytochimiques

Substances chimiques contenues dans les plantes qui ont un effet sur la santé humaine.

Tryptophane

Aminoacide qui est transformé en sérotonine dans le cerveau.

Vitamines

Composés nécessaires à la croissance et à d'autres processus vitaux, que l'on retrouve dans de nombreux aliments. Les vitamines ne sont pas une source d'énergie, mais elles contribuent à régir le métabolisme.

4 Annexe : autres ressources

Antioxidants in Food and Health
Nutrition Matters Newsletter
City of North York Public Health
    Department
5100, rue Yonge
North York (Ontario) M2N 5V7
(416) 395-7669

Auto-test nutrition pour les femmes
Association canadienne des diététistes
1 800 563-4444

Bouchées santé
Institut national de la nutrition (INN)
Étiquettes d'aliments : fables et faits.
N° 3, 1999.
Reproduction autorisée avec mention
    de la source.
Pour obtenir la fiche de données,
    consulter le site Web : www.nin.ca
    ou écrire à l'Institut,
265, avenue Carling, bureau 306
Ottawa (Ontario) K1S 2E1
(613) 235-3355

Basic Shelf Cookbook (The) (1995)
Association canadienne de santé
publique
Centre de documentation sur la santé
1565, Avenue Carling, bureau 400
Ottawa (Ontario) K1Z 8R1
(613) 725-3769
Site Web : www.cpha.ca

**Consulter les étiquettes des aliments
    pour faire des choix santé**
Santé Canada - Publications
Ottawa (Ontario) K1A 0K9
(613) 954-5995
Ou consulter le site Web de Santé
    Canada sur la nutrition :
http://www.hc-sc.gc.ca/hppb/la-
nutrition

Diet Disasters Fact Sheets
Alberta Centre for Well-Being
3ᵉ étage, 11759 Groat Road
Edmonton (Alberta)
T5M 3K6
(706) 427-6949

**Faire l'épicerie pour la santé
    de son cœur**
Consulter le site Web :
www.becelcanada.com
ou écrire au :
Bureau d'information Becel sur
    la santé cardiaque
C.P. 9245, 6612, avenue Millidge
Saint John (Nouveau-Brunswick)
E2L 4Y6

**Guide alimentaire canadien pour
manger sainement**
Santé Canada - Publications
Ottawa (Ontario) K1A 0K9
(613) 954-5995
ou consulter le site Web de Santé
    Canada sur la nutrition :
http://www.hc-sc.gc.ca/hppb/
    la-nutrition

Guide d'activité physique canadien
pour une vie active saine pour les
aînés : guide, cahier
d'accompagnement, affiche
Santé Canada
Exemplaires gratuits : 1 888 334-9769

Guide d'activité physique canadien
pour une vie active saine : guide,
cahier d'accompagnement, affiche
Santé Canada
Exemplaires gratuits : 1 888 334-9769

Healthy Eating for Healthy Weight
Association canadienne des diététistes
Site Web : www.dietitians.ca

Indice de masse corporelle (IMC)
Santé Canada - Publications
Ottawa (Ontario) K1A 0K9
(613) 954-5995
ou consulter le site Web de Santé
    Canada sur la nutrition :
http://www.hc-sc.gc.ca/hppb/
    la-nutrition

Information nutritionnelle
Bureau d'information Becel sur
    la santé cardiaque
Consulter le site Web :
www.becelcanada.com
ou écrire au :
Bureau d'information Becel sur
    la santé cardiaque
C.P. 9245, 6612, avenue Millidge
Saint John (Nouveau-Brunswick)
E2L 4Y6

Label Smart Series 1 - 7
Institut national de la nutrition
265, avenue Carling, bureau 306
Ottawa (Ontario) K1S 2E1
(613) 235-3355
Site Web : www.nin.ca

Lighthearted Cookbook
Anne Lindsay
Publié par : Key Porter Books
Renseignements auprès de la librairie
    ou de la bibliothèque de la localité

Les matières grasses : avez-vous
    votre compte ?
Les fibres : avez-vous votre compte ?
Fibre Worksheet
Société canadienne du cancer,
Division de l'Ontario
1639, rue Yonge
Toronto (Ontario) M4T 2W6
(416) 488-5400
(416) 488-2872 (télécopieur)

Nutrition Tips for Ex-smokers
Diététistes du Canada
Site Web : www.dietitians.ca

Nutrition to Go! Healthy Eating
Includes Quick Meals at Home
Manger mieux partout ! À l'extérieur
    de la maison
Manger mieux partout ! À la maison
Saskatchewan Public Health
Nutritionists Working Group, 1996
(306) 765-6500

Planificateur de repas

Diététistes du Canada

Site Web : www.dietitians.ca

Pour mieux se servir du Guide alimentaire

Santé Canada - Publications

Ottawa (Ontario) K1A 0K9

(613) 954-5995

Ou consulter le site Web de Santé Canada sur la nutrition :

http://www.hc-sc.gc.ca/hppb/ la-nutrition

Silhouette Test and Body Image Worksheet

Red Deer Regional Health Unit

2845, avenue Bremner

Red Deer (Alberta)

T4R 1S2

(403) 341-2100

Tips for Low Fat Cooking, Antioxidants for Your Health

Nutrition Matters Newsletter

City of North York Public Health Department

5100, rue Yonge

North York (Ontario) M2N 5V7

(416) 395-7669

Trousse Vitalité à l'usage des animateurs (La)

Santé Canada - Publications

Ottawa (Ontario) K1A 0K9

(613) 954-5995

Ou consulter le Site Web de Santé Canada sur la nutrition :

http://www.hc-sc.gc.ca/hppb/ la-nutrition

www.ingramcontent.com/pod-product-compliance
Lightning Source LLC
Chambersburg PA
CBHW080543220326
41599CB00032B/6345